AF297622

LE BÉGAIEMENT

NOUVEAUX ESSAIS PATHOGÉNIQUES ET THÉRAPEUTIQUES

(LE DUCTOPHONE)

PAR

Le Dʳ ROBERT FOY

SOMMAIRE

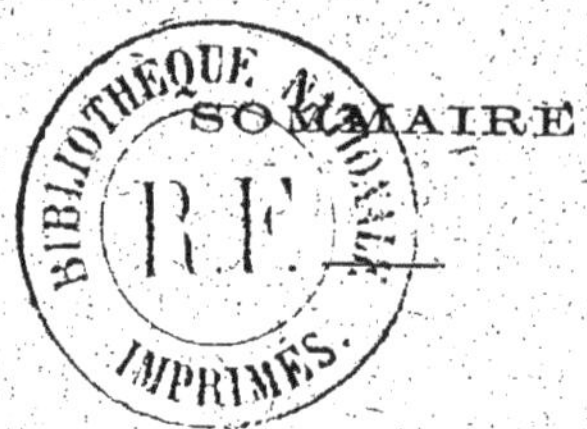

COMMUNICATION FAITE AU CONGRÈS

DE LA

SOCIÉTÉ FRANÇAISE D'OTO-RHINO-LARYNGOLOGIE

Tenu à Paris du lundi 5 mai au jeudi 8 mai 1913.

LE BÉGAIEMENT

NOUVEAUX ESSAIS PATHOGÉNIQUES ET THÉRAPEUTIQUES

Par le Dr Robert FOY (de Paris).

Chapitre Ier

Introduction.

Avant d'entreprendre ce travail, je tiens à rendre un public hommage aux travaux de mes prédécesseurs, et particulièrement du maître Chervin dont le nom se trouvera éternellement accolé à celui du bégaiement. Sa méthode, universellement répandue, vieille de nombreuses années, a été, je puis le dire, dans ses grandes lignes, la directrice de mes recherches et des perfectionnements, car tout est perfectible, que j'ai cherché à apporter dans la thérapeutique de cette affection.

Bien que je ne connaisse ce maître que par ses travaux, je tiens à lui témoigner publiquement l'hommage de ma reconnaissance pour son involontaire initiation.

Élève autrefois du professeur Gilbert Ballet, dans le service duquel j'eus l'honneur en 1905 de passer ma thèse sur la « Surdité verbale congénitale », ayant étudié pendant plusieurs années la laryngologie dans le service de mon maître le Dr Lermoyez, je me suis trouvé naturellement porté vers l'étude des maladies de la parole.

Dans les articles ou ouvrages de ceux qui se sont occupés du bégaiement, j'ai appris à m'intéresser à cette affection si répandue.

Je m'essayais bientôt à appliquer moi-même ces méthodes classiques; je dois avouer que les résultats, parfois satisfaisants, ne nous payaient pas, le malade et moi, dans l'ensemble des cas, du mal que nous nous donnions : le traitement laissait souvent le malade plus nerveux, le trouble fonctionnel réapparaissant dès que cessaient les efforts déprimants d'attention.

J'avais l'impression que cette attention forcée et continue localisée aux organes de la parole, capable d'aboutir à la longue chez un individu sain à l'obsession, voire même à la phobie, nuisait chez le bègue à la guérison définitive, d'autant que chez lui le trouble fonctionnel ne se produit que lorsqu'il y pense, lorsqu'il cherche à l'éviter, par des efforts démesurés et maladifs d'attention.

C'est alors que le hasard de mes lectures me mit sous la main un article du professeur Renon, paru dans le *Journal des Praticiens* en 1909, dans lequel ce maître publiait son auto-observation; ce fut un trait de lumière : puisqu'un homme de cette valeur intellectuelle, doué d'une force de volonté peu commune, d'une ténacité, d'une obstination si profondes et si rares, ne s'était trouvé guéri (*d'après M. Renon lui-même, en apparence seulement*) qu'après avoir suivi pendant deux années la méthode la plus réputée pour le traitement de cette affection, comment exiger pareil effort intellectuel, volontaire et attentionnel de la majorité des bègues ?

Voici d'ailleurs quelques extraits de cet article, qui feront mieux comprendre que de longues explications l'idée directrice qui me guida dans mes recherches pour perfectionner les méthodes classiques, tout en retenant ce qu'elles ont d'excellent et de définitif, mon but étant de rendre plus rapide, moins aride, moins pénible, pour le médecin comme pour le malade, la tâche si ingrate que représentait jusqu'ici la rééducation des bègues.

Renon écrit :

« Au bout de trois semaines, le traitement proprement dit était terminé, mais la convalescence dura plus d'un an. Pendant deux mois je dus faire trois heures d'exercice par jour, et pendant un an, j'en fis encore une heure par jour, une demi-heure le matin et une demi-heure le soir.

» Puis-je me considérer comme guéri? Je suis guéri d'une façon apparente; mais je ne le suis pas d'une façon définitive. Je ne suis guéri que lorsque je le veux. Si je suis fatigué, si je ne pense pas à parler lentement, il m'arrive quelquefois de laisser échapper un mot bégayé.

» La méthode, qui est très simple, très naturelle et très rationnelle, est excellente chez les gens qui ont de la volonté; celle-ci est indispensable au succès de la cure.

» On ne peut pas guérir le bégaiement sans une volonté tenace, sans l'isolement de la parole et sans de nombreuses périodes d'exercice qui doivent se prolonger au delà des trois semaines classiques du traitement. Ceux qui ne veulent pas faire plus sont voués d'avance à un échec, et c'est pourquoi la méthode ne peut réussir *chez les enfants trop jeunes et chez les gens qui manquent d'énergie.* Chez eux les récidivistes sont presque la règle. Si l'on ne se sent pas le courage de suivre à la lettre les prescriptions indiquées, de continuer pendant un an une scrupuleuse attention de soi-même en répétant de temps à autre avec une extrême lenteur les exercices, il vaut mieux ne pas tenter le traitement, il ne réussira certainement pas. »

Je n'ai pas la prétention d'apporter ici un travail définitif; moi-même, d'autres aussi, perfectionneront probablement la méthode, feront mieux encore, peut-être dans une tout autre voie que celle ouverte à la rééducation.

Mais, par ce travail, je pense apporter une pierre utile à l'édifice thérapeutique dont Chervin père posa les fondations en 1844.

Au cours de ce travail on verra de larges emprunts à certains de mes devanciers.

J'attirerai l'attention toutefois de ceux qui voudront bien me faire l'honneur de me lire, sur les idées émises au chapitre «Pathogénie», idées que je crois personnelles et neuves.

Je crois également faire œuvre originale en présentant un appareil complet de rééducation automatique des bègues (*je montrerai plus tard que cet appareil trouve également son application chez les bredouilleurs*), appareil exigeant du malade un minimum d'attention : respiration, débit, articulation étant successivement réglés par une ceinture pneumatique, un métronome, des touches digitales à ressorts de tension variable.

Enfin, l'utilisation du phonographe pour les malades qui, plus gravement atteints, peuvent sacrifier deux semaines à se soigner sous la direction du spécialiste, me semble être également une nouveauté des plus utiles, applicable encore, outre le bredouillement, au traitement de la *voix de fausset*, ainsi que je le montrerai dans de prochaines communications.

Chapitre II

Généralités.

1º **Fréquence**. — Cette affection est extrêmement répandue, surtout en France et en Allemagne; elle serait presque inconnue en Chine.

D'après Chervin, il y aurait en France 6,000 conscrits réformés pour bégaiement en l'espace de dix années.

2º **Étymologie**. — De *balbus*, bègue; *verba balba*, bégaiement.

Pour Chervin, le mot *balbus* ne serait qu'une onomatopée.

Comme autre étymologie, on trouve donné : le mot grec *balarizein*; le mot latin *balarismus*.

3º **Symptomes**. — Il n'y a pas deux bègues semblables, a-t-on écrit très justement. Chaque b gue a sa façon personnelle de bégayer, de réagir vis-à-vis des émotions extérieures, de lutter contre ces émotions, de dissimuler son mal; il y a des variétés infinies de degrés et de formes, de complications, de manifestations. Cependant quelques manifestations pathognomoniques permettent de poser le diagnostic de bégaiement :

a) Anatomiquement, l'appareil phonatoire est normal; les exceptions à cette règle ne peuvent être considérées que comme des coïncidences.

b) Fonctionnellement, en dehors de la phonation, l'appareil respiratoire est normal; les bègues ne sont pas, sauf coïncidences possibles, des insuffisants respiratoires, mais plutôt des maladroits de la respiration.

c) L'affection débute toujours dans l'enfance.

d) Elle disparaît dans le chant, dans l'obscurité, en voix chuchotée.

e) L'affection est intermittente, avec des périodes d'accalmie et d'exagération ; l'état général du sujet, le milieu dans lequel il vit, les influences atmosphériques, jouent un grand rôle, dans son intensité comme dans son évolution.

f) D'une façon générale, l'affection se manifeste par un trouble mécanique de la parole, consistant en une répétition clonique ou un arrêt tonique sur les consonnes, plus rarement sur les voyelles, lors du passage, au cours de la phonation, de l'un à l'autre de ces éléments du langage.

g) Le malade n'est arrêté, pour la grande majorité des cas, que sur quelques consonnes, généralement celles d'un même groupe ou de deux groupes phonétiquement voisins, par exemple : be de gue (explosives douces); pe te que (explosives fortes); me ne (nasales); je ve ze (soufflantes sonores); che fe se (soufflantes sourdes).

h) Le bègue ne sait pas donner, dans le langage courant, aux voyelles et aux consonnes leurs valeurs respectives.

i) Le bégaiement vrai est toujours provoqué par un trouble fonctionnel de la respiration consistant en une incoordination motrice des muscles respirateurs et des organes phonateurs.

Le bègue est gauche de sa respiration comme d'autres sont gauches de leurs mouvements.

k) Le bègue parle trop vite, avec un timbre plus élevé que celui pour lequel ses organes sont physiologiquement organisés, comme l'a fort bien dit Henry Meige.

A ces symptômes il convient d'ajouter :

l) Le signe de R. Coën; il consiste en de petites contractions spasmodiques de la région diaphragmatique, même pendant la respiration de repos, contractions constatables non seulement sur les graphiques, mais aussi au toucher manuel.

m) Le signe de Fröschels : La respiration des ailes du nez pendant la parole, phénomène moins constant que le précédent, se manifestant par des mouvements de dilatation et d'affaissement, probablement synchrones des spasmes diaphragmatiques.

De toute cette symptomatologie, il faut, avec Chervin, extraire quelques signes cardinaux, qui permettent de dire : ceci est ou n'est pas du bégaiement.

C'est la triade de Chervin : *a*) début dans l'enfance ; *b*) disparition dans le chant et dans la solitude ; *c*) intermittence.

4º ÉTIOLOGIE. — Comme cause du bégaiement on a accusé : l'hystérie, la folie, les troubles intestinaux, la coqueluche, les maladies infectieuses, l'imitation, l'émotivité, les traumatismes céphaliques, la dégénérescence mentale, l'onanisme, l'hérédité, les convulsions, et comme toujours, en désespoir de cause, la tuberculose, la scrofule, la syphilis, enfin les insuffisances glandulaires.

Si les hypothèses varient suivant les auteurs, un fait semble cependant les mettre d'accord, c'est la nécessité d'un terrain névropathique, héréditaire ou acquis, sans lequel on ne devient pas bègue ; c'est le seul phénomène constant au point de vue étiologique. Les autres phénomènes ne peuvent être que des coïncidences, n'ayant que des effets secondaires ou occasionnels.

Chapitre III

Nature du bégaiement (Revue générale. Discussion).

Quelle est la nature du bégaiement? Est-ce un trouble purement mécanique? Est-ce une névrose? Est-ce un syndrome à part, ou doit-on le faire entrer dans un cadre pathologique plus vaste? Autant de questions que nous allons essayer de trancher.

La variété des opinions soutenues par des auteurs de grande valeur est la conséquence, d'une part, de la variété infinie de formes et de degrés que peut revêtir le bégaiement depuis le bégaiement fruste jusqu'au bégaiement phobie, d'autre part, de la coexistence fréquente chez le même individu du bégaiement avec d'autres névroses : la difficulté réside à faire la part qui revient à chacune.

Avant de donner une opinion personnelle sur cette question je vais passer en revue et discuter un certain nombre d'opinions émises à ce sujet.

1º BÉGAIEMENT PAR EXCÈS D'HUMIDITÉ DE L'ORGANISME. — Cette très ancienne hypothèse, qui n'a d'ailleurs qu'un intérêt purement historique, fut soutenue par Guy de Chauliac en 1363 et reprise par Hieronimus Mercurialis en 1583.

Elle est basée sur la constatation fréquente de l'abondance de la salivation chez les bègues au cours de leurs accès.

2º BÉGAIEMENT PAR INSUFFISANCE MENTALE. — Quelques auteurs, entre autres Deleau, ont prétendu que le bégaiement était la résultante d'une insuffisance mentale, d'un arrêt de développement intellectuel.

Cette opinion est parfaitement erronée. Avec Chervin et bien d'autres, elle doit être d'autant plus combattue qu'elle est assez généralement répandue dans le public, tendant ainsi à faire aux bègues un tort presque aussi considérable que leur infirmité même.

Les bègues sont tout aussi intelligents que la majorité des mortels, et souvent même l'intelligence est chez eux des plus vives. Nombreux sont ceux qui pourraient être rangés dans la catégorie que mon maître Gilbert Ballet a désignés sous le nom de « dégénérés supérieurs ». A l'appui de cette opinion, nous citerons les noms de quelques bègues célèbres : Moïse, Aristote, Ésope, Virgile, Malherbe, Racan, Camille Desmoulins, et, dans la catégorie des médecins : Becquerel, Merkel, Wyneken, Colombat, Renon, et tant d'autres.

Le bégaiement peut évidemment coexister avec l'insuffisance mentale, mais ce n'est là qu'une coïncidence.

3° Bégaiement et lésions centrales. — Certains auteurs, se basant sur les résultats de quelques autopsies ou de quelques opérations, ont émis l'hypothèse que le bégaiement s'accompagnait de lésions matérielles du système nerveux central ou périphérique.

Dubreuilh, en 1865, signale l'atrophie du centre de Broca.

Jaccoud, les lésions bulbo-olivaires.

Jonnesco, en 1899, la compression cérébrale.

Luys, des lésions du cervelet.

Sabrazès, en 1889, des tumeurs de l'hypoglosse.

Charcot, la dégénérescence des cordons postérieurs de la moelle.

Mais ces quelques cas de lésions anatomiques ne peuvent permettre de généraliser, d'autant que d'autre part un certain nombre d'autopsies, faites chez des bègues morts accidentellement, n'ont permis de déceler aucune lésion nerveuse.

D'ailleurs le caractère d'intermittence du bégaiement, sa particularité de disparaître dans la solitude, dans le chant, indiquent assez qu'il n'y a pas de lésion anatomique dans cette affection.

Le bégaiement est en effet un syndrome fonctionnellement systématisé, et non anatomiquement : il ne touche pas un territoire nerveux, mais un ensemble de muscles, diversement innervés, et fonctionnellement unis.

4° Bégaiement forme de l'hystérie. — Certains auteurs ont voulu voir à tort dans le bégaiement une manifestation de l'hystérie; nous citerons : Druène (1894), Guillain (1901), Rabiner (1896), Savy (1908), etc.

Certes, bégaiement et hystérie peuvent coexister, comme coexistent un nombre infini d'autres névroses; mais ce sont deux névroses bien différentes.

Comme le dit Chervin, les bégaiements soi-disant hystériques ne présentent pas l'ensemble des symptômes cardinaux de l'affection; ce sont tout au plus des troubles pselliformes; enfin la thérapeutique mise en œuvre contre l'hystérie a toujours échoué contre le bégaiement vrai : ce sont des erreurs de diagnostic.

5° Bégaiement forme de la chorée. — Pour certains auteurs, le bégaiement serait une forme systématisée de la chorée. Nous citerons :

Ch. Belle (1832).

Moutard-Martin (1874), qui donne d'après Chervin aîné la définition suivante du bégaiement : « État choréique intermittent des appareils qui président à la phonation articulée, l'acte respiratoire y étant compris. »

Fauchon (1874), qui définit le bégaiement une chorée légère avec troubles purement fonctionnels, etc...

L'opinion de ces auteurs est basée sur certaines analogies entre le bégaiement et la chorée : début dans l'enfance, souvent secondaires à une maladie infectieuse, mouvements désordonnés, incoordonnés, exagérés par l'émotion, intermittents, cessant pendant le sommeil; atténuation vers la puberté; fréquence des troubles du langage dans la chorée.

Mais à côté de ces caractères communs, il y a des caractères nettement distinctifs qui ne permettent pas de confondre les deux affections :

a) La volonté, l'attention, ne peuvent refréner, modifier, ni enrayer momentanément les mouvements désordonnés de la chorée.

b) Les mouvements choréiques se manifestent sans raison en toute occasion, à n'importe quel moment; le bégaiement ne se produit que dans une seule circonstance : la parole en public.

c) Le bègue dont l'attention se trouve distraite de ses organes vocaux oublie pour un moment qu'il peut parler mal, et ne bégaie pas; ceci n'est nullement le cas pour le choréique.

6° Bégaiement et tics. — Quelques auteurs, entre autres Letulle, en 1893, ont cherché à faire du bégaiement un tic de la parole; Letulle écrit :

« Le bégaiement est un tic de la parole dont l'origine doit être recherchée dans un trouble fonctionnel des centres nerveux, comme pour les tics en général. »

Cette opinion que le bégaiement est un tic de la parole est assez répandue dans le public. Nous allons nous étendre quelque peu sur ce diagnostic dont la solution présente un intérêt thérapeutique.

Nous allons successivement passer en revue les caractères communs à ces deux affections, et ceux qui les distinguent nettement.

Caractères communs :

a) Coïncidence fréquente du bégaiement et des tics.

b) Intermittence.

c) Disparition pendant le sommeil, d'après Pitrès, dans le chant et quand l'attention du sujet est distraite de son mal.

d) Contraction musculaire, clonique et tonique.

e) Les deux affections sont accrues (fatigue, émotion, temps orageux) ou calmées (repos, distraction) par les mêmes influences.

f) Les deux affections évoluent sur le même terrain névropathique : l'instabilité mentale, compliquée d'émotivité, de timidité, terrain qui facilite chez ces sujets l'acquisition des mauvaises habitudes, et les pousse, non seulement à imiter les autres, mais à s'imiter eux-mêmes.

g) Les deux affections peuvent aboutir à la forme obsédante ou phobique.

h) Nombre de tiqueurs, comme nombre de bègues, peuvent être considérés comme des dégénérés supérieurs.

Caractères distinctifs :

a) Le tic se manifeste à toute occasion ; il est intempestif ; il est continu ou discontinu.

Le bégaiement ne se produit, comme la crampe professionnelle, qu'à l'occasion d'un geste, toujours le même, la parole en public.

b) Le tic est la reproduction exagérée ou amplifiée d'un mouvement normal physiologique adapté à un but et coordonné.

Le bégaiement est, par essence même, avant tout, un phénomène d'incoordination motrice.

c) Le tic correspond, à son origine, à un besoin, à une nécessité, celle d'exécuter le mouvement (clignement des yeux, haussement des épaules, emmoge) ; il est précédé d'un besoin impérieux, suivi d'une satisfaction et d'un bien-être général ; s'opposer à son exécution entraîne un malaise général ; ces caractères manquent totalement dans le bégaiement.

d) Le tic est la répétition à l'infini d'un même mouvement.

Le bégaiement est le résultat d'efforts faits pour accomplir un mouvement.

e) Le bégaiement est toujours conscient.

Le tic est conscient, subconscient, inconscient, suivant les moments.

f) Le tic débute vers l'âge adulte généralement, le bégaiement dans l'enfance.

7° BÉGAIEMENT ET CRAMPE FONCTIONNELLE. — D'autres auteurs ont vu une analogie entre le bégaiement et les crampes fonctionnelles et professionnelles.

Citons Amédée Bonnet (1840). Pour cet auteur le bégaiement serait une résultante, une séquelle d'une affection nerveuse aiguë, centrale ou bulbaire, connue ou méconnue, voisine des crampes fonctionnelles.

Bonnet (de Bordeaux, 1906), Decroly, avec quelques restrictions, sont du même avis.

Qu'entend-on par crampes professionnelles?

C'est un trouble moteur de forme variable : parésie, spasme, crampe, contracture, convulsion, paralysie flasque, tonique, clonique, trémulante, qui ne se produit qu'à l'occasion d'un acte fonctionnel déterminé, toujours le même : écriture, piano, violon, sculpture, peinture, etc.

Prenons comme type la crampe des écrivains : les doigts du malade, habiles à faire n'importe quel autre travail manuel sont immédiatement atteints d'un trouble moteur variable, le plus généralement spasmodiforme, quand il se dispose à écrire; tel le bègue, dont les organes phonateurs ne produisent que des mouvements incoordonnés quand il veut parler.

Dans les deux affections, par un effort de volonté et d'attention, le malade arrive à surmonter au moins momentanément sa crampe ou son bégaiement.

Quand l'individu est seul, quand son attention se trouve détournée de l'acte à accomplir, la crampe diminue ou dis-

B. FOY.

paraît, comme le bégaiement; par contre, l'émotion, la crainte, la vue du public, accroissent le bégaiement comme la crampe.

Le bègue ne bégaie généralement que dans sa langue propre. De même un sujet atteint de la crampe des écrivains, par exemple, peut écrire sans aucune difficulté dans une langue étrangère.

Les deux affections peuvent être rapportées à une altération du contrôle cortical, à une maladie de l'attention, de la volonté, de l'émotivité.

Dans les deux cas, l'acte lui-même réveille une idée fixe, plus ou moins intense, celle de l'impossibilité de l'exécuter.

Enfin, dans la crampe fonctionnelle, comme dans le bégaiement, il y a systématisation fonctionnelle et non anatomique.

Malgré tous ces caractères communs, les deux affections doivent être considérées comme distinctes.

a) Le bégaiement débute dans l'enfance, la crampe fonctionnelle à l'âge adulte.

b) La crampe fonctionnelle est une affection spasmodique, allant de la contracture douloureuse à la paralysie flasque. Le bégaiement est une incoordination simple des mouvements.

c) Le bégaiement tend à s'amender vers l'âge adulte. La crampe fonctionnelle, difficilement guérissable, tend à s'aggraver.

8° BÉGAIEMENT AFFECTION SPASMODIQUE. — Par spasme, il est convenu d'appeler, d'après les auteurs classiques «des phénomènes de contracture musculaire, toniques ou cloniques, incoordonnés, réflexes, reconnaissant pour cause une irritation matérielle, par traumatismes, infections ou anomalies, centrales ou périphériques, des tissus ou troncs nerveux ».

La volonté, l'attention, l'émotion, le sommeil, ne modifient pas les phénomènes spasmodiques.

Ils ne sont pas fonctionnellement systématisés comme le bégaiement, les crampes, mais anatomiquement ; ils sont localisés à un seul territoire nerveux ; il y a dans le spasme épine matérielle irritative. C'est à cette classe qu'appartiennent les tics matériels de Pitres et Cruchet.

Cette définition classique des spasmes ne permet évidemment pas d'y faire rentrer le bégaiement, celui-ci étant *a materia* d'une part et, d'autre part, le résultat d'une systématisation fonctionnelle et non anatomique.

Toutefois, Roberts (1901), d'après sa définition, considère le bégaiement comme un spasme classique : « L'affection serait la conséquence d'excitations centrales, bulbaires ou périphériques, empêchant la transmission normale des centres d'idéation et d'articulation, d'où réflexe spasmodique sur le territoire du pneumogastrique. »

D'autres auteurs, tout en conservant aux spasmes le caractère de systématisation anatomique, leur ont refusé celui d'être constamment et nécessairement engendrée par une lésion matérielle, si minime soit-elle. Ces auteurs ont créé, à côté du spasme par lésion anatomique, le spasme purement fonctionnel *sine materia*, dans lequel ils ont fait rentrer, grâce à ce « distinguo », le bégaiement.

Le spasme laryngé serait le phénomène primitif décoordonnant tous les autres mouvements musculaires nécessaires à la phonation, c'est-à-dire la respiration et l'articulation. Ce spasme revêtirait la forme tonique ou clonique et surprendrait les cordes, soit en abduction, soit en adduction.

Parmi ces auteurs, nous rangerons : Arnott (1830), Jacquet, Romberg, Schmaltz, Lannois (1911).

Enfin, d'autres auteurs ont étendu davantage encore l'acception du mot spasme et lui ont refusé non seulement l'exclusivité des lésions anatomiques, mais aussi la systématisation anatomique.

C'est ainsi que Kusmaul définit le bégaiement :

« Une névrose spasmodique de coordination entravant au commencement ou au milieu des mots la prononciation des syllabes. »

Gutzman le définit « une névrose de coordination spasmodique des muscles de la respiration ».

Je crois qu'il faut réserver aux spasmes les caractères classiques de contraction réflexe, anatomiquement systématisés par lésion matérielle, et il est bien évident que le bégaiement ne peut être considéré comme tel, étant une affection purement fonctionnelle intermittente, fonctionnellement systématisée, modifiée par la volonté, l'attention, l'émotion.

D'ailleurs les spasmes vocaux, au contraire du bégaiement, disparaissent en voix chuchotée, et débutent à un âge plus avancé. (Gradenigo.)

9° BÉGAIEMENT ET MYOCLONIES. — Je préférerais considérer les contractions musculaires du bégaiement comme des myoclonies fonctionnelles (pseudo-chorée).

Voici comment elles sont définies par Crouzon.

« Contractions musculaires non systématisées, plus ou moins localisées chez des malades entachés d'hérédité nerveuse, pouvant être cloniques ou toniques, intermittentes, disparaissant pendant le sommeil. »

Grenet les définit :

« Syndrome caractérisé par des contractions forcées brusques, incoordonnées, à répétition rapide rythmique ou arythmique, avortées ou suivies d'un déplacement effectif occupant toujours les mêmes parties, et résultant de l'alternance entre l'action et le relâchement de certains muscles. »

Ce terme de myoclonie est par conséquent assez vague; aussi permet-il d'embrasser, outre le bégaiement, un nombre très important de névroses musculaires; aucun des caractères compris dans ces définitions ne peut se refuser au bégaiement ; mais ce terme de myoclonie est une désignation symptomatique et non pathogénique, la seule qui nous intéresse pour le moment.

10° BÉGAIEMENT ET PHOBIE VERBALE. — Derevoge (1898), Schultess (1898), ont considéré le bégaiement comme une phobie verbale.

Chervin en a parfaitement établi le diagnostic :

« La phobie verbale est un phénomène spécial caractérisé par une peur irraisonnée, involontaire, accompagnée d'un sentiment d'angoisse, non seulement lorsqu'il faut prononcer certaines syllabes ou certains mots, mais encore à la seule pensée d'avoir à les prononcer. »

Aussi les malades qui en sont atteints évitent-ils ces éléments du langage qui les effraient, mais le plus souvent en vain, l'obstacle les attirant pour ainsi dire, comme le vide attire les vertigineux ; ils ont peur d'avoir peur.

Ainsi que je le montrerai au chapitre suivant, le bégaiement, bien que n'étant à l'origine, et par essence, ni une obsession ni une phobie, se complique très souvent, ou plutôt dégénère en phobie, principalement chez les prédisposés par des antécédents névropathiques héréditaires ou acquis.

11° BÉGAIEMENT ET ACHOPPEMENT SYLLABIQUE. — Un certain nombre d'auteurs ont confondu bégaiement et achoppement syllabique.

Au contraire de ce qui se passe dans l'achoppement, le bègue ne supprime pas l'articulation qui le gêne, mais la transforme, ou reste immobilisé sur elle.

La parole est beaucoup plus incompréhensible dans l'achoppement que dans le bégaiement, en raison même de ces élisions de syllabes, souvent même de mots. L'achoppement s'accompagne de troubles identiques de l'écriture. Enfin, il dénote toujours une insuffisance intellectuelle, ce qui, nous l'avons déjà dit, est loin d'exister dans le bégaiement.

12° BÉGAIEMENT ET BREDOUILLEMENT. — Le bredouillement pur se caractérise par un débit rapide; le malade avale les mots, les syllabes, saute des articulations, voyelles ou consonnes; les organes n'ont pas le temps de prendre la place qu'ils doivent occuper pour exprimer la pensée, tant le langage intérieur, qui précède toujours le langage articulé, est rapide. Mais le malade n'est pas arrêté, gêné, buté par une articulation. Il la supprime, l'avale, pour ainsi dire, ou l'ébauche; le bredouilleur parle souvent mieux en public que dans l'intimité.

Mais il est remarquable, et je reviendrai prochainement sur ce point, que presque toujours le bredouillement est, à l'origine, du bégaiement, celui-ci se substituant à celui-là le jour où l'élément émotionnel, phsychique ou intellectuel s'en mêle.

13° BÉGAIEMENT TROUBLE ANATOMIQUE PÉRIPHÉRIQUE. —Un certain nombre d'auteurs ont vu dans le bégaiement la conséquence d'une malformation des organes de la parole, d'une gêne mécanique apportée à leur fonctionnement, d'où irritation réflexe partant de ces organes périphériques.

Les uns ont accusé les végétations, les amygdales : Bosviel, Castex (1910), Grossard (1904), Matheson (1888).

Pour d'autres, l'absence de dents pendant l'enfance serait la cause du trouble de l'articulation : Delavan, Santorini.

Pour Braid (1840), il faut accuser la brièveté de la luette.

Pour Amuza (1830), Weitzer, Ch. Fère (1890), Itard (1817), Malebouche (1841), une mobilité insuffisante de la langue serait en cause.

Morgagni accuse une anomalie de l'os hyoïde.

Velpeau fait jouer un grand rôle à l'excès de concavité de la voûte palatine, empêchant la langue de s'accoler au voile du palais.

Pour Wutzer, il y a anomalie anatomique du voile.

Pour Hervez de Chegoin, excès de brièveté du voile.

Toutes ces anomalies peuvent certes se rencontrer dans le bégaiement.

Mais le plus grand nombre des bègues ne présentent aucune malformation anatomique des organes de la parole ou des voies aériennes supérieures, et l'opération n'a jamais guéri radicalement un bégaiement vrai.

De plus, le nombre d'individus ayant de grosses amygdales, des végétations, etc., est considérable; et pourtant, combien peu de bègues parmi eux.

Grosses amygdales, végétations, engendrent des troubles de diction, d'articulation, constants, permanents et non intermittents.

14° BÉGAIEMENT ET TROUBLE RESPIRATOIRE. — De nombreux auteurs attribuent exclusivement le bégaiement à un trouble de la respiration, le trouble de l'articulation n'étant que secondaire.

Ce trouble respiratoire résulterait pour ceux-ci d'une insuffisance anatomique de l'appareil respiratoire, pour ceux-là d'une insuffisance fonctionnelle, pour d'autres encore, d'une incoordination fonctionnelle engendrant des phénomènes spasmodiformes ou plutôt myocloniques, le plus souvent localisés au diaphragme. Parmi ces auteurs, citons :

Becquerel (1843), R. Coen (1895), Cormak (1823), Du Soit (1840), Guillaume, Chabert et Labernadie (1912), Jacques (1912), Knopf (1908), Henry Meige (1911), Pons Simon (1884), J. Rosenthal, Thooris, Gradenigo (1913).

Certains bègues ont très certainement de l'insuffisance anatomique de l'appareil respiratoire, conséquence de rachitisme ou d'obstacle des voies aériennes supérieures; d'autres ont des organes respiratoires bien développés, des voies aériennes libres, mais ils sont atteints d'impotence fonctionnelle : ils peuvent, mais ne savent pas respirer. Le plus grand nombre respirent normalement, physiologiquement; au repos, les tracés respiratoires, les mensurations, la spirométrie, l'ampliométrie, montrent un rythme, une capacité, des indices respiratoires normaux.

Le trouble respiratoire purement fonctionnel n'apparaît qu'en public; c'est un trouble d'incoordination, essentiellement temporaire, intermittent.

On peut donc affirmer que le bègue n'est pas bègue parce que sa respiration est anatomiquement ou fonctionnellement insuffisante.

Mais l'incoordination respiratoire est-elle primitive ou secondaire à l'incoordination phonatoire et articulatoire?

Nous reviendrons sur cette importante question au cours de l'exposition de nos idées personnelles. (Chapitre V.)

15° Bégaiement névrose psycho-motrice. — Pour ces auteurs, les plus nombreux, le trouble moteur périphérique serait secondaire à un trouble fonctionnel des centres nerveux, à une psycho-névrose.

Le trouble fonctionnel central purement psychique consisterait en une insuffisance de la volonté, de l'attention, en un trouble de l'idéation et des associations du langage intérieur, etc...

Ce trouble romprait la coordination physiologique des mouvements périphériques du langage. Il y aurait inharmonie entre l'influx nerveux central et la mobilité des organes de la parole.

La maladie serait une incoordination psycho-motrice, une névrose de coordination; l'affection fonctionnelle centrale prime le trouble moteur périphérique.

Parmi ces auteurs envisageant ainsi le bégaiement citons : Chervin fils (1895), Gosset (1911), Colombat (1814), Makuen (1898), Rouma (1907), Kusmaul, Voisin (1821), Merkel (1844), Rosenthal (1861).

A mon avis, cette théorie séduisante pèche :

D'une part, par le vague de sa définition, au point que

ces auteurs, tout en parlant des troubles psychiques comme déterminant le trouble du langage, sont cependant obligés, pour expliquer tout le bégaiement, de faire intervenir d'autres considérations : troubles anatomiques, troubles respiratoires, etc.

D'autre part, tous ces auteurs font du bégaiement une maladie par insuffisance de l'attention et de la volonté.

Or, à mon avis, c'est là une profonde erreur; j'ai déjà cité des bègues célèbres, dont toute la carrière montre assez quelle force de volonté, quelle puissance d'attention ils avaient en eux; je rappellerai l'exemple le plus typique, celui du maître Renon qui, malgré son vice d'articulation, est arrivé par les concours à conquérir les plus hautes distinctions.

Les bègues ne sont pas plus des insuffisants de l'attention et de la volonté qu'ils ne sont des insuffisants de l'intelligence. Mais c'est bien plutôt par hypertrophie, par fixation forcée ou prolongée de la volonté et de l'attention que leur bégaiement s'installe ou s'aggrave; la preuve, c'est qu'il ne se produit que lorsque le sujet pense à son trouble fonctionnel et veut l'éviter.

16º Bégaiement forme de l'émotivité. — C'est pourquoi je me range de préférence à l'opinion qui fait du bégaiement une maladie de l'émotivité, une émotivité localisée.

C'est encore évidemment là, si l'on veut, une théorie psychomotrice, mais cette fois nettement définie, et non pas la vague hypothèse « d'une maladie psychique par insuffisance de la volonté et de l'attention ».

Pour les auteurs émettant cette opinion, l'émotivité agirait à la façon d'un réflexe central, vis-à-vis des excitations exogènes sensorielles, auditives, idéatoires, visuelles, tactiles.

La vue, l'audition, la pensée, le toucher, peuvent déclencher l'émotion, et celle-ci, par réflexe, engendre un spasme ou plutôt une myoclonie des organes de la parole; et, comme conséquence thérapeutique, ce qu'il faut traiter, c'est le terrain émotionnel; il faut endurcir le sujet aux émotions.

Parmi ces auteurs, je citerai: Biaggi (1900), pour qui l'émotion est la seule cause du bégaiement.

Liebmann (1898): pour cet auteur, l'excès d'émotivité serait la conséquence d'un affaiblissement de la tension des centres nerveux et principalement de l'asthénie fonctionnelle des centres du langage.

Denhardt: pour cet auteur il y aurait exagération de l'émotivité, mais localisée à l'appareil auditif, hypersensible.

Netcacheff (1910), Schmarck, Wyss (1896) se rangent à cette hypothèse du bégaiement maladie de l'émotivité.

Mais tous ces auteurs se sont pour ainsi dire contentés d'émettre cette hypothèse, sans la discuter, sans présenter d'arguments probants en sa faveur.

Je dirai bientôt pourquoi je me range à cette hypothèse et j'exposerai les raisons qui me la font concevoir comme l'expression de la vérité; je montrerai comment elle se trouve pleinement confirmée par les résultats thérapeutiques d'une méthode nouvelle, simplification des méthodes classiques, basée sur la rééducation automatique de la respiration, de la phonation, de l'articulation, sans efforts attentionnels ni volontaires du malade.

Mais auparavant, je veux exposer les différents procédés thérapeutiques proposés jusqu'à ce jour, procédés découlant des théories ci-dessus résumées.

Chapitre IV

Traitement du bégaiement (revue générale).

Les différents traitements proposés pour la cure du bégaiement sont des plus nombreux ; nous les diviserons en médicaux, chirurgicaux, instrumentaux, moteurs, psychiques, psycho-moteurs.

Je résumerai rapidement pour chacune de ces différentes catégories les travaux des principaux auteurs.

A. TRAITEMENTS MÉDICAUX. — Guy de Chauliac (1363). Cet auteur, remarquant que nombre de bègues transpiraient et salivaient abondamment, et attribuant à cette hypersécrétion la cause du bégaiement, soumettait ses malades à un régime déshydratant des plus sévères : clystères, ventouses sur la nuque, emplâtres siccatifs sur toute la tête, gargarismes, frottement de la langue avec des plantes médicinales, etc.

Hieronymus Mercurialis (1583). Suivant les mêmes idées, cet auteur cherche à dessécher l'organisme par des poudres sternutatoires et une hygiène assez spéciale ; il recommande en effet de s'abstenir de se laver, de prendre des bains, de boire, de dormir, de se mettre en colère et d'être amoureux.

Litton, en Angleterre, recommande aux bègues de fumer la pipe, afin d'améliorer leur respiration et de calmer l'appareil vocal.

B. TRAITEMENTS CHIRURGICAUX. — Toutes les méthodes chirurgicales reposent sur l'hypothèse qui fait du bégaiement la conséquence d'une anomalie ou d'une lésion anatomique des organes de la parole.

Hervez de Chegoin préconise la section du frein de la langue.

Amussat (1830) propose la section, suivant les cas, des hyo, stylo ou génio-glosses. Ce même traitement est proposé par Velpeau.

Amédée Bonnet (1840), bien que considérant le bégaiement comme une affection nerveuse, voisine des tics et des crampes professionnelles, proposa et mit en vogue la section transversale des muscles de la base de la langue, vogue d'ailleurs éphémère en raison des graves complications infectieuses et mortelles qui en furent la conséquence.

Il eut malheureusement quelques imitateurs, parmi lesquels il nous faut citer : Dieffenbach (1841) et un nommé Detmold qui perfora la langue d'un bègue avec une grosse aiguille à coudre les sacs.

Brade (1840), Mattesson (1888), Delavain (1895), Bosviel (1907), Castex, Grossard (1911) conseillent l'ablation des amygdales ou des végétations généralement hypertrophiées.

Velpeau, pour un autre motif, pense que le bégaiement serait la conséquence d'une trop grande concavité de la voûte palatine s'opposant à l'accolement parfait de langue pendant l'articulation des consonnes; la section des hyo, génio ou stylo-glosses permet à la langue de venir en contact avec la voûte palatine.

Fabri, en Italie, préconise, afin de modifier l'innervation et la circulation des organes de la parole chez les bègues, la ligature des artères linguales, ou la section des nerfs hypoglosses.

Jonesco (1899) cite le cas d'un bégaiement guéri par lui à la suite d'une décompression cérébrale, au niveau du centre de Broca, par craniectomie.

C. Traitements instrumentaux. — L'ingéniosité de certains auteurs s'est donné libre carrière pour trouver le moyen de traiter mécaniquement les bègues.

Battes (de New-York), à l'Exposition universelle de 1867, présente trois appareils permettant aux bègues d'articuler les consonnes gutturales, labiales et linguales.

Pour les linguales, c'est un appareil de forme bizarre, en bois, que l'on place sous la langue.

Pour les labiales, c'est un tube buccal dans lequel on souffle avant d'émettre a consonne. Pour les gutturales, c'est une cravate laryngée faisant pression sur le larynx pendant la prononciat on de ces consonnes. On lui fit, à ce sujet, justement remarquer que ce traitement exigeait une véritable éducation de télégraphiste.

Blume (1842) fait porter aux bègues une cordelette à nœuds, attachée à la boutonnière. Le malade parle en syllabant, chacun des doigts se plaçant alternativement sur chacun des nœuds de la cordelette pour chaque nouvelle syllabe.

Pour Colombat (1814) bègue lui-même, le bégaiement était le résultat d'une inharmonie entre l'influx nerveux central et la mobilité des organes de la parole; il s'efforce de rétablir cette harmonie en rythmant le débit du malade, grâce à son *Muthonome*, variété de métronome. Serre d'Alais, en 1829, avait déjà préconisé l'usage du métronome. Colombat complète cette manière de faire en introduisant sous la langue, à cheval sur le frein, un petit appareil ayant vaguement l'aspect d'une fourchette, forçant le malade à mobiliser sa langue pour éviter de se piquer.

Itard (1817) préconise, ainsi que Wutzer, un petit appareil qu'ils appellent *Glossonachon*. Itard recommande encore, pour éviter le spasme des lèvres, de parler les lèvres écartées, comme dans le r re.

Ch. Féré (1890), grâce à son appareil, le *Glossographe*, inscrivant et mesurant les mouvements de la langue, constate que l'énergie, que la rapidité, que l'habileté de cet organe éta'ent diminuées chez les bègues. Il utilisait également cet appareil comme moyen curatif pour entraîner la langue à des exercices de force et de vitesse.

Il préconise également, comme le faisait Serre d'Alais en 1829, les mouvements des bras plus ou moins violents pendant la parole. Ces mouvements produiraient par rayonnement, au niveau des centres bulbaires ou cérébraux des membres supérieurs, l'excitation des centres voisins et principalement du centre de Broca. L'auteur cite comme exemple de cette hypothèse le cas d'un aphonique moteur par suggestion, dont la mobilisation du bras droit rendait possible la parole pendant le sommeil, son immobilisation rétablissant l'aphonie.

Klencke (1844) utilise, comme Colombat, un métronome pour rythmer le débit du malade. En dehors des séances d'exercices, le malade syllabe avec ses doigts sur le sommet de la tête. Enfin, il fait placer sous la langue une petite plaque de bois, épousant la concavité du maxillaire inférieur.

Merkel (1844) imagine un appareil se plaçant sur les molaires inférieures et résistant à la fermeture de la bouche.

Schurmann (1829) vend à Paris, à grand renfort de publicité, un petit morceau de bois de forme spéciale à placer sous la langue. Ce moyen fit, dit-on, la fortune de l'auteur.

D. Traitements moteurs. — A cette classe appartiennent les traitements à proprement parler orthophoniques, c'est-à-dire les procédés de rééducation motrice de la parole.

Pour Arnott (1830), Bell (1832), le bégaiement serait le résultat d'un spasme de la glotte. Afin de l'éviter, ils font précéder chaque mot d'un e muet, tout en recommandant de prolonger les voyelles dans le corps des syllabes.

Jacky Broster (1888), suivant le même principe, fait prononcer *er* avant chaque mot.

Chervin aîné (1863), d'après l'article « Bégaiement » de l'*Encyclopédie Larousse* :

« M. Chervin, pour faire porter la pointe de la langue en haut, applique volontiers un pain à cacheter sous la voûte palatine et, si les dents sont crochetées, il fera tenir à la bouche un morceau de bois. » (Rapport de la Société d'Éducation de Lyon, 1683.)

« Chervin complétait ces pratiques thérapeutiques par des exercices de gymnastique vocale, variant suivant la forme du bégaiement et continués avec patience jusqu'à ce que les mauvaises habitudes des organes vocaux soient remplacées par de nouvelles et bonnes habitudes. »

Dupuytren recommande de parler en scandant les syllabes, en traînant les voyelles et en chantonnant légèrement.

Langwell (1901) cherche à utiliser au point de vue thérapeutique l'instinct d'imitation très développé chez les bègues et souvent cause de leur maladie : chercher dans l'entourage du malade une personne parlant bien, ayant un timbre un peu spécial voire même un peu précieux; amuser le malade en l'exerçant à imiter cette personne dans sa conversation. On pourrait également l'exercer à imiter un personnage, un acteur connu.

Mme Leigh, de New-York (1825). Sa méthode fit le tour du monde. Elle est essentiellement contenue dans le truc suivant : parler en laissant la langue collée au palais. Le malade ne bégaie plus, et parle lentement; mais le langage est devenu incompréhensible.

Henry Meige (1911). — Le bégaiement serait le résultat d'une mauvaise pose de la voix de médium. Il recommande d'apprendre au malade à parler lentement, en voix grave, en articulant nettement. Ce but est atteint à la fois par des exercices de respiration, d'articulation, de lecture et de conversation.

E. Rééducation respiratoire. — Pour les auteurs qui préconisent cette thérapeutique, le bégaiement serait la conséquence d'un trouble fonctionnel de la respiration pendant la parole. Rétablir son fonctionnement physiologique pendant la phonation suffirait à guérir le bégaiement. Il faut d'ailleurs ajouter que la plupart des auteurs qui ont écrit sur le bégaiement, quels que soient leurs théories et leurs procédés thérapeutiques, reconnaissent toujours l'utilité de cette rééducation respiratoire.

Bècquerel (1843). Cet auteur, bègue lui-même, essaya sur lui la méthode de Jourdan et prétendit en avoir obtenu d'excellents résultats, négatifs d'après ses contemporains. Cette méthode *Jourdan* consistait à prendre une inspiration profonde, puis à parler lentement, en maintenant l'abdomen saillant et le thorax dilaté au cours de la phonation.

René Coen, de Vienne (1897), préconise des exercices respiratoires, et principalement recommande le développement de l'expiration. Il ordonne au malade des exercices d'expiration sonore, prolongée, sur les voyelles, diphtongues, consonnes, syllabes.

Cormack (1828) préconise des exercices d'inspiration profonde.

Guillaume recommande surtout de cultiver la respiration diaphragmatique; parler en maintenant le thorax dilaté; exercices de respiration diaphragmatique, les épaules, les clavicules immobilisées en croisant les bras derrière le dos d'une chaise.

Gutzmann (1898). Le bégaiement serait une névrose de coordination spasmodique surtout respiratoire; la capacité respiratoire est normale chez les bègues : mais l'inspiration est bruyante et l'expiration trop courte. Il y a incoordination des muscles respirateurs; les tracés pneumographiques montrent de légers mouvements inspiratoires greffés sur la courbe de l'inspiration sonore : c'est donc la respiration pendant la phonation que l'on doit corriger. Le bègue doit

inspirer rapidement par la bouche, expirer par la bouche,
en prononçant les sons voyelles 30'' en voix chuchotée;
lorsqu'il sera bien entraîné, il s'essaiera à prolonger son
expiration successivement en expiration sourde, en expiration chuchotée, en expiration sonore, faisant alors seulement intervenir les vibrations laryngées.

Pour faciter pendant la parole la plus longue durée des
sons voyelles, il recommande la méthode Schréber qui
consiste à élever latéralement les bras en prenant une inspiration buccale; parler lentement, en tenant le son voyelle,
abaisser progressivement les bras au fur et à mesure de
l'émission des syllabes.

Jacques (1912). D'une façon générale, pour tout trouble
de la parole, cet auteur recommande de développer le
mécanisme rationnel de la respiration; il insiste sur l'importance de l'inspiration abdominale.

Makuen (1897). Il faut rendre l'individu maître de ses
mouvements respiratoires; développer par des exercices
séparés et spéciaux l'inspiration, puis l'expiration, en tenant
compte des différents étages respiratoires éduqués chacun
séparément : respiration costale, costo-diaphragmatique et
diaphragmatique.

Cette éducation étant faite, il faudra combiner et équilibrer le fonctionnement des différents étages respiratoires;
l'auteur insiste sur l'importance d'un bonne respiration
diaphragmatique; il est nécessaire de l'entraîner à fonctionner au commandement; d'une part, il faut développer
les muscles abdominaux; d'autre part, faciliter l'abaissement du diaphragme par des exercices de rétraction de la
paroi abdominale à l'inspiration : « La pression du diaphragme sur les viscères est balancée par la contraction
des muscles de l'abdomen, et ceux-ci doivent être entraînés
à résister au diaphragme. C'est l'équilibre entre ces deux
forces opposées qui permet la précision respiratoire dans le
mécanisme vocal. »

Cette dernière méthode a été vulgarisée par les excellents travaux de Thooris.

Citons encore, comme fervents de la rééducation respiratoire dans le bégaiement : Kusmaul (1884), puis Simons (1884).

F. Rééducation psycho-motrice.

1° *Méthode Chervin*. C'est la méthode actuellement pratiquée d'une façon générale en France.

Elle est basée sur la discipline psycho-motrice.

a) Discipline psychique de la volonté, de l'attention, des émotions.

b) Discipline motrice des organes concourant à la parole : organes de la respiration (diaphragme, muscles thoraciques, ailes du nez, larynx); organes de la phonation (larynx, voile, langue, lèvres).

Discipline psychique, en ce sens que cette méthode cherche à rassurer le malade, à lui donner confiance en ses propres moyens, à calmer son émotivité.

Ainsi que Kantenkamp (1880) et que Wineken, Chervin recommande très vivement la cure de silence prémonitoire, au moins pendant la première semaine du traitement, et ce, pour calmer l'éréthisme nerveux du bègue.

En ce qui concerne la rééducation motrice des organes respiratoires, il ne s'agit pas de faire des bègues des athlètes de la respiration, mais de leur apprendre à savoir respirer, à ménager, à répartir le souffle pendant la parole.

Pour les organes phonateurs, il faut chercher à entraîner le sujet à parler lentement, en articulant nettement, tout en traînant les voyelles et en scandant légèrement les syllabes.

La méthode comprend environ trois cents exercices progressivement gradués. L'ensemble du traitement dure trois semaines.

Pendant la première semaine, le sujet est mis au silence

absolu; il ne peut communiquer avec ses semblables que par l'intermédiaire de l'écriture. Il est soumis par le médecin à des exercices respiratoires, principalement à des exercices d'expiration prolongée à blanc, en voix chuchotée, en voix sonore, sur les voyelles, les diphtongues, les consonnes et les syllabes.

Pendant la deuxième semaine, le sujet commence alors seulement à parler, mais excessivement lentement, en traînant les voyelles, en scandant les syllabes. Il passe ensuite à des exercices d'articulation, de récitation, de narration, de conversation.

Pendant la troisième semaine enfin, le malade est entraîné à parler plus rapidement. On lui fait acquérir un débit normal. On consolide la guérison.

Au bout de cette troisième semaine, le malade est considéré comme entrant en convalescence, période de deux à trois mois, d'après Chervin, pendant laquelle il doit se surveiller et continuer journellement ses exercices.

Mais si nous en croyons notre expérience personnelle et celle du professeur Renon, qui suivit lui-même, d'ailleurs avec succès, la méthode Chervin, cette période de convalescence est beaucoup plus longue. Malgré sa très grande volonté de guérir, malgré son assiduité à pratiquer chaque jour ses exercices, Renon dut travailler encore près de deux années pour se débarrasser de son affection.

2° *Méthode Rouma* (1907). Cet auteur applique en Belgique un traitement assez voisin de celui de Chervin.

Signalons quelques particularités de sa méthode :

A Serre d'Alais et à Ferré, il emprunte la pratique du geste pendant la parole; mais au lieu des gestes violents préconisés par ces auteurs, il recommande des gestes souples, déliés, moelleux, ondulants, sans saccades, adéquats à la pensée qu'exprime le sujet.

A René Coën, a Gutzmann, à Chervin, il emprunte les exercices d'expiration prolongée sur les voyelles.

Comme Schreber et Gutzmann, il recommande à ses bègues de rythmer le débit par un abaissement latéral et progressif des bras.

A Liebmann, il emprunte le traitement psychique.

Avec Van Lier (de La Haye), il recommande le procédé suivant : soit par exemple la phrase : « Travaillez sans relâche à prendre sur vous plus d'empire »; le malade procédera de la façon suivante :

```
tra
tra va
tra vail lez
tra vail lez sans
tra vail lez sans re
tra vail lez sans re là
tra vail lez sans re là che
tra vail lez sans re là che à
tra vail lez sans re là che à pren
tra vail lez sans re là che à pren dre
tra vail lez sans re là che à pren dre sur
tra vail lez sans re là che à pren dre sur vous
tra vail lez sans re là che à pren dre sur vous plus
tra vail lez sans re là che à pren dre sur vous plus d'em
tra vail lez sans re là che à pren dre sur vous plus d'em pi
tra vail lez sans re là che à pren dre sur vous plus d'em pi re
```

de façon à émettre finalement toute la phrase sur une même expiration. Il inspirera avant de commencer chaque ligne et achèvera son expiration avant de reprendre une nouvelle inspiration sur la ligne suivante.

Enfin, avec Féré et Chervin, l'auteur insiste sur la nécessité de donner l'exemple au malade, qui doit surtout copier le maître. Un bon moyen est de parler à la muette, le malade répétant ce qu'il lit sur les lèvres de son maître. Ce procédé agirait par « induction psycho-motrice ».

G. Traitement psychique. — Dans cette classe rentrent les auteurs estimant que, par un traitement essentiellement psychique on obtient des résultats beaucoup plus rapides que par la discipline motrice des organes périphériques de la parole.

Kantenkamp, de Delmenshorst (1880). Cet auteur préconise, je crois le premier, le silence complet précédant la cure du bégaiement. Ce procédé, très recommandé par lui, a été systématisé par Chervin jeune, qui dit en obtenir des résultats très probants.

Parmi les auteurs critiquant ce procédé, nous citerons : Gosset, Liebmann, Netcacheff.

Liebmann, de Berlin (1898). Pour lui, le bègue est un individu essentiellement émotif; aussi est-il préférable de lui éviter les exercices respiratoires et articulatoires, qui ne font que concentrer son attention sur son mal. Il faut lui redonner confiance en lui-même en l'aidant à surmonter les difficultés qu'il éprouve à équilibrer les éléments voyelles et consonnes; pas de silence prémonitoire, pas d'isolement; l'auteur aborde de suite les exercices de conversation, entraînant le sujet à raconter des histoires de plus en plus longues et complètes, en présence d'abord du professeur, puis des parents, des amis, enfin des étrangers. Ce traitement durerait environ quatre semaines, à raison d'une demi-heure par jour.

Netcacheff, de Moscou (1910). Les méthodes actuelles sont nuisibles ou inefficaces. Le langage obtenu par des exercices de respiration et de phonation est artificiel et par conséquent peu durable. Il n'y a que le traitement psychique qui permette de supprimer la cause du bégaiement, c'est-à-dire l'émotivité.

Il faut expliquer au malade la cause de son affection, la nature des symptômes, lui montrer que sa maladie réside exclusivement dans un excès de timidité.

Au cours de la phonation, il ne doit pas avoir son attention attirée sur sa respiration. C'est un phénomène inconscient et naturel et c'est justement quand il en prend conscience qu'il bégaie. L'auteur obtient des guérisons définitives en quelques jours.

Chapitre V

Étude psychologique du bégaiement.

I. Le Langage de l'enfant.— L'enfant, à sa naissance, ne réagit qu'à des sensations purement tactiles : ce sont ces excitations (impressions de froid ou de chaud principalement), qui déclenchent chez les nouveau-nés le premier mouvement respiratoire.

Rapidement, il prendra plus intimement contact avec le monde extérieur, car aux réflexes tactiles s'ajouteront des réflexes visuels, auditifs, olfactifs, etc... Ces excitations sensorielles, d'abord inconscientes (impressions physiques désagréables ou agréables), par leur répétition fréquente d'une part, en raison du parfait développement des centres cérébraux d'autre part, laissent leur empreinte dans la subconscience, plus tard, dans la conscience du jeune être; elles semblent s'emmagasiner dans une case cérébrale, la première en date, que nous appelons : *la mémoire*.

Dans cette case, l'enfant puisera, faisant appel aux différentes sensations-souvenirs ou images-souvenirs, pour les associer. Ces associations sont d'abord désordonnées, régies par le hasard des réflexes; mais l'*attention*, commençant à apparaître, permettra bientôt d'apporter dans leur choix le discernement indispensable. En ces images, se résume à l'origine le langage intérieur de l'enfant.

II. Les Troubles de la prononciation.—Poussé d'une part par la nécessité de se faire comprendre afin de satisfaire à ses désirs, d'autre part, par l'instinct inné d'imitation, l'enfant cherchera à extérioriser ses sensations, ses pensées, d'abord par ses cris, ses gestes, sa mimique faciale, plus tardivement en reproduisant les articulations labiales, les sonorités laryngées, puisant dans sa case mémoire pour les associer des images-souvenirs tactiles, visuelles, auditives.

Ce retard à exprimer ses pensées par le langage articulé s'explique :

1º Par l'énorme complexité des mouvements d'articulation, qui demandent la mise en jeu et l'éducation d'une multitude de petits muscles très diversement innervés ; 2º par le fait que l'enfant n'est guidé pour la mobilisation de ces muscles que par le sens musculaire profond, sens vague, inconscient, réflexe, et par ses sensations auditives, dont l'éducation complète est relativement tardive ; 3º par la gêne mécanique engendrée par l'évolution dentaire, les congestions inflammatoires, si fréquentes dans l'enfance, des adénoïdes et des amygdales. Ces nombreuses difficultés nous feront comprendre l'extrême fréquence des vices d'articulation (zézaiement, chuintement, etc...), pour ainsi dire physiologiques de l'enfant.

Plus l'enfant est éveillé, intelligent, plus ses idées s'associeront, déborderont, chercheront à s'extérioriser, plus il essaiera de comprendre son entourage et de s'en faire comprendre, plus enfin la nécessité du langage articulé se fera sentir. Mais ses organes périphériques, encore insuffisamment disciplinés, ne pourront suivre cette exubérance du langage intérieur ; aussi estropiera-t-il, élidera-t-il des syllabes, voire même des mots, précipitant son articulation pour courir après sa pensée. Cette inégalité de développement entre le langage intérieur et le langage articulé peut engendrer le bredouillement.

Par nécessité et par efforts d'attention et de volonté, il parvient dans la grande majorité des cas à discipliner ses organes phonateurs, à coordonner ses pensées, son langage intérieur, avec son langage articulé. Si attention et volonté

sont insuffisantes (distraction, instabilité mentale, indiffé-
rence), si l'oreille se trouve vicieusement éduquée (mauvais
exemple donné par l'entourage), les vices d'articulation,
le bredouillement physiologique de l'enfant persisteront et
pourront, dans un certain nombre de cas, être la cause
occasionnelle du bégaiement. Occasionnelle, en effet, car
le bégaiement nécessite pour se développer un terrain
spécial : l'émotivité.

III. L'ÉMOTIVITÉ. — Que faut-il entendre par là?

L'émotion est physiologique chez le jeune enfant, écrit
très justement mon maître Gilbert Ballet. L'enfant est un
être essentiellement émotif, mais son émotivité est, par
essence même, une émotivité physique.

« L'enfant jeune, a dit Preyer (*L'âme de l'enfant*, Alcan,
1886), n'a que des réflexes de la sensibilité tactile, auditive,
et visuelle qui lui créent des sensations désagréables, utiles
d'ailleurs à sa conservation et à sa défense; ces réflexes
constituent la base de l'émotivité physique. »

A. *L'émotivité physique* est un phénomène essentiellement réflexe, indépendant de la volonté, échappant à tout
contrôle, à toute frénation psychique; inconsciente à l'origine, elle devient plus tard consciente; mais cette conscience
n'est que la perception de l'excitation sensorielle qui l'engendre et des troubles moteurs, vaso-moteurs, périphériques ou viscéraux par lesquels elle se manifeste : troubles
du rythme respiratoire, palpitations, mouvements incoordonnés des membres, contraction des muscles de la face,
relâchement des sphincters (vessie, rectum, larynx), rougeur de la face, transpiration, vertiges, etc... Elle n'est pas
la conséquence d'un raisonnement erroné, d'une association
d'idées défectueuse : elle est instinctive. Toutefois, il est à
remarquer que le souvenir mental d'une sensation tactile,
auditive, visuelle, peut la réveiller. A l'état normal, au fur
et à mesure que l'enfant grandit, que ses centres cérébraux

se développent, qu'apparaissent la mémoire, les associations, l'attention, la volonté, en un mot, au fur et à mesure que s'accroît, suivant l'expression de Pierre Janet, sa tension psychologique, l'émotivité physique naturelle se trouve disciplinée; l'enfant devient de moins en moins physiquement émotif, parce que son système nerveux s'endurcit, se tanne vis-à-vis des excitations sensorielles, comme les téguments peuvent s'endurcir et se tanner vis-à-vis des irritations superficielles. Dans d'autres cas, cette émotivité physique, cette hypersensibilité nerveuse infantile peut persister, souvent même s'accroître, soit par faiblesse générale de l'organisme, soit par insuffisance congénitale ou acquise, mauvaise hygiène ou surmenage du système nerveux, soit encore par insuffisance, instabilité de la volonté (tension psychologique insuffisante de Janet).

Elle peut demeurer exclusivement physique, en ce sens que le sujet, tout en en ayant conscience, n'en sera pas intellectuellement, psychiquement gêné; il ne raisonnera pas, il subira son émotivité; elle ne troublera en rien ses rapports avec ses semblables; elle ne l'intimidera pas. Il y a des individus qui rougissent, qui bégaient, sans être des timides, des obsédés ou des phobiques.

Mais le plus souvent, elle se complique d'émotivité intellectuelle.

B. *L'émotivité intellectuelle.* — On peut poser comme principe que l'émotivité intellectuelle a toujours une émotivité physique comme substratum; elle en est une complication psychique et se caractérise par la conscience, l'analyse exagérée, l'interprétation erronée des sensations, causes ou conséquences de cette émotivité physique et de sa manifestation, la gaucherie physique, physiologique chez l'enfant.

La timidité. — L'émotif intellectuel, conscient de cette gaucherie, l'accroît par son attention, par son raisonnement, par l'effort même qu'il fait pour lutter contre elle; or, tout mouvement physiologique exige pour sa parfaite exécution d'être naturel, spontané, automatique, subconscient; le fait de concentrer sur lui l'attention inhibe son automatisme, le rend gauche, en un mot le décoordonne.

C'est ainsi que nous marchons parfaitement en ligne droite lorsque nous le faisons subconsciemment, automatiquement; mais traçons une ligne droite et cherchons à la suivre exactement, rien n'est plus difficile.

Chez l'émotif intellectuel, certains actes les plus ordinaires de l'existence deviennent, à la moindre crainte de les mal exécuter, le point de mire de l'attention. « Le besoin d'estime est la qualité la plus ineffaçable du cœur de l'homme, » a dit Pascal; ce sentiment est, chez l'émotif intellectuel, poussé à l'extrême; la crainte d'être mal jugé le rend maladroit; le timide sent toujours le regard ou l'oreille d'autrui fixés sur lui; parce qu'il est physiquement gauche, il devient psychiquement timide; sa timidité accroît sa gaucherie; c'est un véritable cercle vicieux. On a dit très justement que si l'individu pouvait exécuter sans gaucherie son mouvement, il supprimerait sa timidité.

L'obsession. — Cette forme simple d'émotivité intellectuelle peut devenir plus grave; le sujet se crée de toutes pièces, dans son imagination, de fausses excitations sensorielles, sur lesquelles son attention s'applique exagérément.

Sa personnalité, son moi, se dédoublent pour ainsi dire; il se voit agir, il s'entend parler, il se juge, il se critique, il se moque de lui-même; c'est l'obsession, ainsi définie par Pitres et Régis :

« L'obsession est un syndrome morbide caractérisé par l'apparition involontaire et anxieuse dans la conscience de sentiments et de pensées parasites qui tendent à s'imposer au moi, évoluant à côté de lui, malgré tous ses efforts pour les repousser, créant ainsi une variété de dissociation psychique dont le dernier terme est le dédoublement conscient de la personnalité. »

L'obsession est une idée anxieuse, intellectuelle, reconnue fausse ou tout au moins maladive, mais qui s'impose.

Phobie. — Enfin, à un degré de plus, ces états de timidité et d'obsession peuvent aboutir à la phobie, qui, pourrait-on dire, est la crainte permanente de l'obsession dans laquelle vit le sujet.

IV. BÉGAIEMENT ET ÉMOTIVITÉ. — Nous venons de montrer ce qu'il fallait entendre par émotivité. Nous en avons décrit les différentes formes : physique (naturelle), intellectuelle (complication), avec ses degrés : timidité, obsession, phobie.

Nous allons maintenant établir que le bégaiement n'est qu'une spécialisation, une localisation de l'émotivité naturelle, exagérée ou pervertie, aux organes de la parole.

Nous ne pouvons mieux faire pour cela que de le comparer à deux affections qui sont essentiellement des maladies de l'émotivité : la peur du vide (vertige) et la peur de la rougeur (éreuthose).

A. *Bégaiement et vertige.* — Nous connaissons tous cette forme de vertige, impression physique subconsciente, désagréable, que nombre d'individus éprouvent en longeant un précipice, en passant sur un pont, voire même en se mettant simplement sur un balcon. Une excitation visuelle, la vue du vide, détermine réflectivement, en dehors de toute frénation de la volonté, une inhibition des multiples mouvements physiologiques inconscients et involontaires qui sont nécessaires à l'équilibre vertical de notre corps. Cette sensation subconciente et illusoire de déplacement engendre secondairement des mouvements compensateurs, volontaires cette fois, ayant pour but de rétablir cet équilibre (mouvements désordonnés des bras, des jambes, du corps, de la tête).

C'est là une forme de l'émotivité physique précédemment décrite, frappant des muscles et des organes fonctionnant en dehors du contrôle de la volonté.

Interrogeons maintenant un jeune bègue; il nous dira éprouver subitement, impérieusement, une impression physique vague, pénible lorsqu'en présence d'un étranger, d'un ami, et souvent même du plus proche parent, il veut faire usage de son souffle sonore pour le transformer en langage articulé.

La vue d'un de ses semblables est donc le point de départ de l'excitation sensorielle déterminant l'incoordination des organes de la parole comme la vue du vide détermine l'incoordination des organes de l'équilibre.

Dans les deux cas, en dehors des excitations visuelles déterminant les sensations illusoires de perdre l'équilibre ou de ne pouvoir parler, tout trouble dans l'automatisme de la fonction disparaît : l'un marche droit ; l'autre parle bien.

A mon avis, le bégaiement à son origine (nous verrons qu'il peut plus tard se compliquer d'émotivité intellectuelle) n'est que l'exagération et la localisation aux organes phonateurs de l'émotivité physique, comme la peur du vide en est la localisation à l'appareil de l'équilibre. Le bégaiement, pourrait-on dire, est un vertige de la parole.

Je dis localisation aux organes phonateurs.

La phonation, ou production du souffle sonore, est le résultat de la coordination fonctionnelle, inconsciente, réflexe, entre d'une part les muscles expirateurs, principalement le diaphragme, d'autre part les muscles constricteurs ou dilatateurs du sphincter laryngien (Bonnier). La friction plus ou moins puissante du courant d'air expiratoire sur les bords du sphincter laryngien (cordes vocales), plus ou moins tendus ou plus ou moins relâchés, engendre des sons fondamentaux d'intensité variable (aiguë, médium, grave). Ceux-ci, renforcés ou modifiés par les cavités de résonance (cyclones de Lootens, anticyclones de Guillemin, harmoniques d'Helmholtz), se moulent pour ainsi dire entre les organes de l'articulation (langue, lèvres, joues) pour produire le langage articulé.

Or tandis que les organes de l'articulation sont essentiellement placés sous le contrôle de la mémoire, de la volonté, de l'attention, grâce aux sensations sonores, tactiles, superficielles, musculaires, profondes, qu'ils fournissent, les organes de la phonation (larynx, appareil respiratoire), fonctionnent d'une façon tout à fait abstraite, ne faisant pour ainsi dire pas appel à la conscience du sujet.

Aussi l'émotivité physique, se localisant aux organes de la parole, décoordonnera-t-elle, comme lorsqu'elle se localise aux organes de l'équilibre, ceux des muscles qui échappent au contrôle de la mémoire, de l'attention, de la volonté, c'est-à-dire les muscles laryngiens et respirateurs.

Il y aura inégalité fonctionnelle entre la poussée expiratoire et la constriction, la dilatation du sphincter laryngien (Bonnier), phénomène comparable à ce qui passe au niveau des cavités creuses, vessie et rectum, et de leurs sphincters.

Les troubles respiratoires et phonatoires sont donc les premiers en date; les troubles de l'articulation proprement dits, n'en sont qu'une complication.

De même que le vertigineux exécute volontairement des mouvements compensateurs, mouvements désordonnés des bras, tête et jambes, etc., afin de rétablir son équilibre, de même le bègue lutte volontairement, consciemment, attentivement, contre l'impossibilité de pouvoir adapter son langage articulé à son langage intérieur, en exécutant des mouvements d'articulation « compensateurs » pour rétablir le débit; mais, dans les deux cas, les mouvements compensateurs sont incoordonnés, le sujet restant sous l'effet de l'excitation sensorielle, cause du trouble physique émotionnel; aussi n'évite-t-il pas à l'un la chute, à l'autre le bégaiement.

Ce qui démontre bien encore l'identité de nature de l'émotivité physique et du bégaiement, c'est que normalement tous deux tendent à diminuer, à s'atténuer, pour disparaître au fur et à mesure que l'éréthisme du système nerveux devient moindre, que celui-ci se tanne vis-à-vis des excitations extérieures exagérées, au fur et à mesure que l'individu grandit, que son système nerveux se fortifie.

Enfin les mêmes causes qui font persister l'émotivité physique font persister le bégaiement, et facilitent leur transformation en émotivité ou en bégaiement intellectuels : faiblesse générale de l'organisme, insuffisance congénitale ou acquise, mauvaise hygiène générale, surmenage du système nerveux.

B. *Bégaiement et éreuthose.* — La comparaison faite avec le vertige, peur du vide, peut également se faire avec l'éreuthose, maladie de la rougeur.

À l'occasion d'une émotion, si légère soit-elle, les sujets atteints d'éreuthose rougissent brusquement par suite d'éréthisme cardio-vasculaire exagéré (émotivité physique) entraînant une vaso-dilatation intense des capillaires de la face (Hartenberg).

Cette éreuthose a ses degrés comme le bégaiement, comme le vertige.

Voici ce que dit à ce sujet Chaumat, dans sa thèse :

« Des recherches des nombreux auteurs qui ont étudié le phénomène de la rougeur émotive, il semble bien résulter que ce n'est pas brusquement, inopinément que le phéno-mène de la rougeur soit apparu chez les malades à la suite d'une émotion unique. Les enquêtes qui ont été faites sur ce point montrent bien que, dans leur jeunesse, leur enfance, les malades avaient une prédisposition à rougir. Le moindre événement, rencontre inopinée, réprimande, entretien avec des personnes connues ou inconnues, déclenchent chez eux une poussée de vive rougeur (émotivité physique). Au moment de la puberté, si cette prédisposition physique persiste, apparaît seulement le trouble émotif conséquence de ces réactions vaso-motrices incommodes. D'habitude cette appréhension excessive de la rougeur n'a qu'un temps; passé la jeunesse, vers trente ans, elle s'atténue ou disparaît en même temps que la rougeur elle-même devient plus rare et moins pénible. Chez quelques-uns, cependant, la crainte de la rougeur prend les proportions d'une véritable obsession, qui empoisonne la vie, persistant pendant de longues années, quelquefois indéfiniment. » (Émotivité intellectuelle.)

MM. Pitres et Régis distinguent :

1er DEGRÉ : *Éreuthose simple*. — « Il s'agit d'individus qui ont une facilité extrême, soit innée, soit acquise, à rougir ; chez eux, tout se borne à cela. » (Émotivité physique.)

2e DEGRÉ : *Éreuthose émotive*. — « Il s'agit d'individus qui non seulement rougissent très fréquemment, mais qui s'en tourmentent plus ou moins. Mais l'ennui que provoque chez eux cette disposition quasi maladive, et le désir qu'ils ont de s'en débarrasser, sont en eux des sentiments passagers, qui surviennent avec la crise de la rougeur et s'évanouissent avec elle. » (Émotivité intellectuelle.)

3e DEGRÉ : *Éreuthose obsédante (éreutophobie)*. — « La préoccupation de la rougeur constitue une obsession véritable, s'exacerbant lors des crises de rougeur, persistant après elles, empoisonnant l'existence des malades qui ne reculeraient devant rien pour s'en débarrasser. »

Le bégaiement évolue pareillement :

Comme l'éreuthose : début dans l'enfance, alors que l'individu n'est pas apte à comprendre le pourquoi de son trouble de la parole ; ce trouble ne le gêne pas, le laisse indifférent, parce qu'il n'est que la localisation d'une émotivité physique exagérée. Ces deux affections peuvent rester très longtemps, parfois toujours, à l'état d'émotivité physique et ne gêner en rien le sujet dans ses rapports avec ses semblables.

Mais le plus souvent, tout d'un coup, à l'occasion d'un incident minime, une remarque désobligeante, une raillerie, le bégaiement, comme l'éreuthose simple, devient conscient ; l'attention du malade, sa mémoire, son raisonnément vont se fixer sur cette local sation fonctionnelle de leur émotivité physique; il va la craindre, la redouter; il aura peur d'avoir peur. La timidité est née; c'est de l'émotivité physique devenue de l'émotivité psychique; le bégaiement simple s'est transformé en bégaiement intellectuel.

Comme l'éreuthose, le bégaiement, sous cette forme d'émotivité intellectuelle, peut encore, vers l'âge de vingt-cinq à trente ans, s'atténuer ou disparaître. Mais fréquemment, il passera à l'état d'obsession, voire même de phobie, et ce d'autant plus facilement que, comme le dit Janet, la tension psychologique de ces sujets est plus insuffisante.

Comme autres points de comparaison :

a) Localisation à l'extrémité céphalique.

b) Grande fréquence dans le sexe masculin.

c) Tendance à s'atténuer vers l'adolescence.

d) Manifestation du trouble à l'occasion de la même excitation visuelle, la vue d'un étranger, d'un ami, d'un parent même.

e) Dans les deux cas « le phénomène émotionnel se produit à la façon d'un réflexe physique, immédiat, le phénomène intellectuel n'étant que consécutif ».

f) Identité du terrain sur lequel évoluent ces deux affections : terrain névropathique.

g) Les deux affections subissent les mêmes influences : les malades sont unanimes à constater qu'ils sont plus ou moins sujets à rougir ou à bégayer suivant le temps. Le froid sec de l'hiver, la chaleur de l'été diminuent la fréquence des crises; les temps chauds, orageux et humides, les rendent plus fréquentes.

h) La nuit, la solitude les supprime.

i) De même que l'éreuthose simple semble être la conséquence d'une inhibition réflexe des vaso-moteurs de la face (Janet-Ribot-Mosso), de même le bégaiement simple semble être une inhibition réflexe des mouvements de la phonation, comme le vertige, nous l'avons montré, est une inhibition de la coordination des mouvements de l'équilibre.

Résumé.

Par ce qui précède, nous avons montré comment s'établissait le langage intérieur de l'enfant; nous avons montré quelles étaient les difficultés rencontrées pour la formation du langage parlé, d'où fréquence d'une part des troubles d'articulation (zézaiement, etc...), d'autre part des troubles du débit (bredouillement).

Nous avons dit que ceux-ci, sans être la cause déterminante du bégaiement, en étaient souvent la cause occasionnelle; le bégaiement lui-même exigeait pour se produire un terrain spécial, l'émotivité.

L'étude psychologique que nous avons faite de l'émotivité nous a montré qu'elle comprenait deux formes : *a)* l'émotivité physique, physiologique, pourrait-on dire; *b)* l'émotivité intellectuelle, qui n'en est qu'une complication psychique avec ses trois degrés : la timidité, l'obsession, la phobie.

Nous avons montré que le bégaiement n'était qu'une localisation aux organes de la phonation de cette émotivité physique, comme le vertige (peur du vide) en était la localisation aux organes de l'équilibre, et l'éreuthose (maladie de la rougeur) à l'appareil vasculaire de la face. Nous avons dit qu'à l'origine, cette localisation de l'émotivité physique ne touchait que l'appareil phonatoire : sphincter laryngé et muscles expirateurs.

Mais par la comparaison avec le vertige (peur du vide) nous avons montré que les troubles de l'articulation, spasmes cloniques ou toniques, n'étaient que des mouvements compensateurs pour essayer de rétablir le débit, comme étaient compensateurs les mouvements incoordonnés des membres et de la tête chez celui qui cherche à rétablir son équilibre illusoirement perdu.

Enfin notre comparaison avec l'éreuthose (maladie de la rougeur) nous a montré l'identité de forme et d'évolution de ces deux affections : forme simple physique; forme psychique intellectuelle; forme compliquée : obsession et phobie.

De cette étude, aride, mais nécessaire puisqu'elle nous a permis de donner une impression personnelle sur la nature du bégaiement, nous allons chercher à extraire des conséquences thérapeutiques, basées en dehors de ces idées théoriques sur des expériences pratiques, encore récentes il est vrai, mais indéniablement probantes.

Chapitre VI

Considérations générales thérapeutiques.

1° Mesures préventives. — Les troubles de la parole apparaissent généralement à l'âge où l'être humain acquiert les éléments nécessaires à cette fonction, alors que les organes centraux et périphériques qui lui sont propres commencent à faire leur éducation.

Aussi, chez le jeune enfant, dès le début de l'établissement du langage articulé, faut-il surveiller l'articulation et le débit, zézaiement, chuintement, bredouillement, etc., étant fréquemment la cause occasionnelle, je ne dis pas déterminante du bégaiement.

L'enfant doit être habitué à parler lentement, nettement, c'est à l'entourage de le corriger, de le reprendre quand il faute, et surtout de lui donner le bon exemple, car c'est par imitation que l'enfant apprend à parler : il écoute le son de la voix, regarde les mouvements d'articulation ; ces excitations sensorielles créent dans ses centres cérébraux des images, auditives et visuelles verbales, qu'ils cherchera par instinct et par besoin à reproduire, à extérioriser. Inutile de rappeler, je pense, qu'il est nuisible de s'amuser à parler nègre avec les enfants, à estropier les syllabes, les mots, sous prétexte de se mettre à leur portée.

Il faut éduquer le système nerveux de l'enfant, pour empêcher son émotivité physique naturelle de devenir de l'émotivité intellectuelle, sous quelque forme que ce soit, généralisée ou systématisée (vertige, éreuthose, bégaiement, etc.).

Cette éducation se fera grâce non seulement à une bonne hygiène générale de l'organisme, mais particulièrement à une saine hygiène du système nerveux.

Éviter de faire peur aux enfants, les habituer à refréner leurs colères, leur apprendre à obéir, éviter de leur laisser acquérir de mauvaises habitudes, quelles qu'elles soient, se garder de les surmener, voilà pour le système nerveux.

Par hygiène générale de l'organisme, il faut entendre, une vie au grand air, à la lumière, évitant les multiples intoxications, par les atmosphères confinées, le sédentarisme, ou les excès d'alimentation.

On s'appliquera à assurer aux voies respiratoires leur plein fonctionnement.

Ce régime doit être complété par des lavages fréquents des téguments, leur endurcissement par de l'hydrothérapie progressivement froide; c'est ainsi que l'on pourra obtenir un système nerveux sain dans un corps sain.

2° BÉGAIEMENT SIMPLE (*émotivité physique*). — Si ces recommandations n'ont pas été suivies, si pour quelques causes que ce soient, le bégaiement s'est établi, il faut chercher à l'enrayer dès son début alors qu'il n'est que la manifestation d'une émotivité physique exagérée et localisée, alors qu'il est encore un phénomène inconscient, involontaire, impulsif, réflexe.

Je me trouve ici en contradiction avec les maîtres les plus autorisés en la matière. Ceux-ci, du fait qu'ils considèrent le bégaiement comme une affection relevant d'un trouble primitivement psychique, résultant de l'émotivité intellectuelle exagérée et localisée, consciente, réfléchie, discutée, lui opposent une thérapeutique psycho-motrice, exigeant de la part du malade des efforts considérables d'attention, de volonté, de raisonnement, dont seul est capable un sujet d'un certain âge. Aussi ne considèrent-ils le bégaiement comme curable qu'à partir de douze à quinze ans, alors qu'il débute généralement vers l'âge de trois, quatre ou cinq ans.

Or il y a un intérêt primordial à enrayer de bonne heure le bégaiement. D'une part, plus le traitement est précocement entrepris, plus on a de chances d'éviter les complications ; d'autre part à cette période de la vie, l'enfant a le temps de se soigner, car il n'est pas encore soumis au régime malsain des études. Enfin, c'est l'âge où s'acquièrent, il est vrai, facilement, les mauvaises habitudes, mais l'âge aussi où l'on s'en débarrasse le plus aisément.

C'est pourquoi je pense qu'il faut, chez le jeune bègue comme d'ailleurs chez le bègue plus âgé atteint d'émotivité psychique, poser comme principe *la nécessité de ne faire intervenir qu'au minimum le raisonnement, l'attention, la volonté, dans les procédés thérapeutiques employés pour les guérir.*

a) On risque avec les méthodes classiques de réveiller la timidité du sujet, de transformer son bégaiement simple, physique en bégaiement psychique ; il faut éviter de fixer son attention sur son langage articulé, de peur qu'il ne se crée dans son imagination des représentations mentales fausses de ses mouvements d'articulation ; c'est une loi psychologique générale que rien ne porte à mal exécuter un mouvement quelconque, comme la crainte de le mal exécuter ; la concentration de l'attention sur ce mouvement le rend impulsif.

b) Exiger chez ces jeunes êtres des efforts d'attention, de volonté, de raisonnement, surajoutés à l'effort physique nécessaire aux mouvements de phonation et d'articulation, surmène leur système nerveux.

Tout mouvement, tout exercice, est d'autant moins fatiguant qu'il est plus passif, plus automatique.

Nous verrons bientôt comment procéder pour traiter le bégaiement dans sa forme primitive et simple de localisation de l'émotivité physique naturelle, mais exagérée.

Mais comment évoluera ce bégaiement simple s'il n'est pas traité?

Assez souvent, l'affection peut persister sous cette forme sans gêner en rien le sujet dans ses rapports avec ses semblables, sans l'intimider ; je tiens à insister ici sur ce fait qu'il y a des bègues même adultes, qui ne sont pas des timides, la timidité devant être considérée comme un trouble psychique intellectuel raisonné, surajouté; leur mal reste un pur réflexe physique, irrésistible, qu'ils subissent sans le raisonner : c'est sous cette forme que le bégaiement, grâce à l'amélioration spontanée de l'état général, grâce à la tonification du système nerveux, peut progressivement, mais spontanément disparaître.

3° Bégaiement intellectuel. — Le plus souvent, le bégaiement, qui a débuté vers l'âge de trois à cinq ans augmente d'intensité, se compliquant vers l'âge de dix ou douze ans d'émotivité psychique, intellectuelle, parce que le malade se mettant à raisonner, à discuter son mal, fixe d'une façon exagérée son attention sur ses organes d'articulation, parce que, la peur ayant fait son apparition, il devient timide et consciemment gauche de la parole.

Cette transformation de la maladie est d'une part la conséquence de la persistance du mauvais état général, de l'exagération de l'éréthisme nerveux, par mauvaise hygiène nerveuse, surmenage intellectuel, habitudes vicieuses, moqueries de l'entourage, etc. D'autre part, elle est la conséquence de l'incurie des parents, de leur espoir d'une guérison spontanée cependant rare, de leur conviction qu'il faut attendre un âge plus avancé pour traiter l'enfant : alors que quelques exercices de respiration et de phonation auraient, non seulement arrêté, mais fait rétrocéder la marche de la maladie.

Comment, à cette période, traiter le bégaiement?

La plupart des méthodes actuelles cherchent d'une part

à discipliner l'articulation des malades, par des exercices exigeant des efforts de volonté et d'attention considérables, prolongés (*traitement moteur*), d'autre part, à rassurer le malade en lui faisant comprendre le pourquoi et le comment de son mal, en attirant et en fixant davantage son raisonnement, son attention sur sa maladie (*traitement psychique*).

J'ai à plusieurs reprises insisté, au cours de ce travail, sur le danger de fixer ainsi l'attention du malade sur son appareil d'articulation, et à exiger de lui des efforts psychiques déprimant son système nerveux.

A l'encontre de nombreux auteurs, qui considèrent le bégaiement comme une affection appartenant au groupe des maladies par insuffisance de l'attention et de la volonté, je le considère dans sa forme psychique comme le résultat d'une hypertrophie, d'une spécialisation de ces facultés.

Tout mouvement n'est vraiment bien exécuté, avec toute la précision nécessaire, que lorsque de conscient et volontaire il est devenu réflexe, automatique; une attention exagérée pour l'exécuter suffit à rompre son automatisme, à le rendre gauche : l'équilibre, réflexe acquis, du bicycliste en est un exemple frappant. La parole est un geste qui, pour être bien exécuté, exige d'être réflexe, inconscient.

De plus, la plupart de ces méthodes classiques font jouer aux troubles de l'articulation un rôle beaucoup trop considérable, de premier plan, contre lequel elles se sont ingéniées à combiner des exercices en nombre infini.

Ainsi que je l'ai précédemment exposé, ces troubles ne sont que secondaires au trouble phonatoire, à l'incoordination fonctionnelle entre le sphincter laryngé et les muscles expirateurs; ils doivent être considérés comme des mouvements compensateurs incoordonnés, par lesquels le malade essaye de rétablir le débit du souffle sonore enrayé; si l'on arrive à rétablir la coordination vocale, et c'est ce qui se produit spontanément dans le chant, les mouvements compensateurs se trouvent du même coup supprimés,

sans avoir recours à des exercices d'articulation absolument inutiles, puisque le malade en dehors de ces accès de
bégaiement articule parfaitement bien.

Ce n'est pas l'articulation du malade qu'il faut éduquer, mais il s'agit de coordonner le mécanisme, abstrait
pour lui, de la phonation, sans faire appel à sa conscience,
pour ne pas éveiller son émotivité psychique naturellement exagérée.

4º CONCLUSIONS THÉRAPEUTIQUES. — Aussi, la méthode
que je propose n'exige-t-elle du malade que l'assiduité
à pratiquer quelques exercices matin et soir, assiduité
comparable à celle exigée des jeunes enfants pour apprendre
la lecture, l'écriture, les gammes.

C'est par la répétition fréquente de ces exercices que
l'automatisme du langage articulé sera rendu au malade,
sans qu'il ait à fixer son attention sur son articulation.

Le bègue, avons-nous dit, bégaie parce qu'il a peur, et a
a peur parce qu'il bégaie.

Ces exercices rompent ce cercle vicieux :

a) En habituant le malade à exécuter automatiquement,
sans gaucherie, les mouvements de phonation, d'où sup-
pression des mouvements compensateurs incoordonnés
d'articulation.

b) D'autre part et secondairement, les mouvements de
phonation et d'articulation n'étant plus gauchement exécutés, la timidité du sujet disparaîtra graduellement.

Le bègue ne bégaie pas quand il est seul, quand il ne
pense pas à bien parler ; mais il bégaie dès qu'il applique
son attention aux mouvements d'articulation : aussi est-il
antiphysiologique et c'est un procédé homéopathique que
d'utiliser cette attention déjà hypertrophiée et localisée pour
le guérir. Il faut lui rendre un langage naturel, réflexe, automatique, et non un langage conscient, voulu, artificiel.

Ceci peut être obtenu sans exiger du malade trois semaines de traitement continu du matin au soir (surmenage thérapeutique dont on ne voit dans aucun autre cas un tel exemple).

Il faut rééduquer la parole du bègue comme on éduque les centres d'écriture ou les centres musicaux, par des exercices quotidiens, mais non continus ; il ne viendrait à l'idée de personne de faire écrire un enfant ou de lui faire jouer du piano toute la journée ; c'est par la répétition régulière que le sujet arrivera progressivement, sans efforts et sans fatigue, mais sûrement, à se débarrasser de sa maladie.

Par un traitement extrêmement simple, réduit à quelques exercices respiratoires exécutés matin et soir, à quelques exercices de phonation sur les voyelles ou consonnes, à quelques exercices enfin de lecture, de conversation exécutés avec le *duclophone*, sous la simple surveillance assidue d'une personne de l'entourage, intelligente et dévouée, le jeune bègue se guérira de bonne heure de son bégaiement, en quelques mois, sans se déplacer, sans grands frais, par une rééducation progressive, et d'autant plus sûre et plus durable, qu'elle sera plus lente et plus continue.

Dans les cas les plus graves (bégaiement intellectuel, psychique), le traitement par le spécialiste devient nécessaire ; mais deux semaines de traitement suffiront : la première semaine est consacrée aux exercices respiratoires et phonatoires en utilisant le *duclophone*.

La deuxième semaine, le malade est entraîné, sur le *phonographe Edison perfectionné*, à lire, réciter, causer, ce procédé permettant au sujet de se contrôler lui-même.

CHAPITRE VII

Thérapeutique du bégaiement (méthode de l'auteur).

La thérapeutique du bégaiement comprend :
L'éducation de la respiration ;
L'éducation de la phonation en utilisant le *duclophone* ;
Les exercices de contrôle phonographique (exercices complémentaires).

I. ÉDUCATION RESPIRATOIRE. — Le meilleur moyen d'obtenir l'équilibre neuro-musculaire, neuro-vasculaire et cérébral, compromis chez le bègue, c'est de surveiller, de développer, de régulariser la respiration ; une respiration physiologique assure une irrigation physiologique du système nerveux central et périphérique, des viscères et des muscles.

A mon avis, dans le bégaiement, plus que dans toute autre affection, il faut chercher à faire respirer le sujet physiologiquement, c'est-à-dire lentement, à fond, silencieusement, sans fatigue, avec le minimum de mouvements ; mais, comme l'a dit Chervin, il ne s'agit pas de faire des bègues des athlètes ou des virtuoses de la respiration. La respiration étant une fonction essentiellement réflexe, automatique, il faut chercher à la rééduquer automatiquement, en perfectionnant cet automatisme physiologique ; aussi faut-il exiger du sujet le minimum d'effort volontaire et attentionnel, afin d'éviter le surmenage physique de son appareil respiratoire et psychique de son système nerveux.

Les bègues ne sont ni des insuffisants ni des impotents, mais des maladroits de la respiration.

La gymnastique respiratoire agit en améliorant l'état général, en augmentant la ventilation des alvéoles, et l'oxygénation de l'organisme; de plus elle amplifie et recoordonne les différents mouvements respiratoires et principalement les mouvements du diaphragme.

Gutzmann a justement signalé, comme troubles du bégaiement, de petits spasmes diaphragmatiques se produisant pendant l'expiration, constatables même en respiration calme, en dehors de la phonation, sur les courbes respiratoires obtenues au pneumographe.

Fröschels, d'autre part, a signalé la mobilisation des ailes du nez pendant la parole; ces mouvements étant probablement parallèles à ceux du diaphragme.

A la suite de ce traitement respiratoire, on voit très rapidement se régulariser la courbe de l'expiration et disparaître les spasmes diaphragmatiques et nasaux.

Assez souvent le bégaiement tend à s'amender vers l'adolescence, lentement, progressivement et spontanément, pour disparaître à peu près complètement vers l'âge adulte.

Cette guérison spontanée est le résultat de l'amélioration de l'état général de la tonification naturelle du système nerveux, que nous cherchons à obtenir artificiellement par la rééducation respiratoire.

Voici la liste des exercices respiratoires enseignés au malade et qui lui est remise.

A. EXERCICES RESPIRATOIRES.

INSTRUCTIONS GÉNÉRALES. — Matin et soir, les exercices respiratoires seront exécutés dans une pièce bien aérée et en plein air.

Le cou, le thorax, l'abdomen seront absolument libres.

La colonne vertébrale, la nuque seront maintenues droites et rigides.

Les épaules seront rejetées en arrière.

La langue sera placée en avant dans la bouche, la pointe derrière les incisives supérieures.

Les ailes du nez devront s'écarter largement à l'inspiration, ce temps respiratoire devant être silencieux.

EXERCICE I. — S'exercer à respirer par le nez avec le rythme suivant :

Inspiration nasale lente, profonde, silencieuse, en maintenant dilatées les ailes du nez : l'inspiration étant complète, expirer plus lentement et complètement par le nez, tout en laissant retomber les ailes du nez.

EXERCICE II. — Les extrémités des doigts des deux mains déprimeront la région inférieure du creux épigastrique.

Inspirer lentement et profondément en soulevant au maximum la paroi épigastrique, afin de repousser les doigts qui la compriment. Expiration lente en aidant, par la compression des doigts et sans brusquerie, à la rétraction complète de la paroi épigastrique.

EXERCICE III. — Croiser les mains sur la paroi abdominale. Inspirer en rétractant progressivement, à l'aide des mains, la paroi de l'abdomen, afin de soulever au maximum la région inférieure du thorax et le creux épigastrique ; expirer lentement en relâchant progressivement la paroi abdominale, en rétractant le plus possible le creux épigastrique.

EXERCICE IV. — Les paumes des mains fortement appliquées sur les parois latérales du thorax, au niveau d'une ligne horizontale passant par l'appendice xiphoïde, inspirer en rétractant légèrement la paroi abdominale ; les mains contrôleront la dilatation lente et complète du thorax à l'inspiration et, pendant l'expiration, aideront à sa rétraction en le comprimant progressivement.

EXERCICE V. — Assis sur une chaise, les jambes écartées, les pieds rejetés en arrière, le corps bien droit, les bras pendants, les mains fixées latéralement sous les rebords de la chaise, faire une traction progressive des bras pendant l'inspiration, pour immobiliser les épaules et projeter en avant le creux épigastrique.

Pendant l'inspiration, cesser la traction des bras.

Exercice VI. — Mettre les mains à plat sur la paroi thoracique.

A. *Rythme à 2 temps.* — C'est le rythme physiologique précédemment enseigné : Inspiration nasale profonde, complète, silencieuse. — Expiration nasale lente, et complète.

B. *Rythme à 3 temps.* — Inspiration nasale complète. — Expiration normale; expiration complémentaire et forcée.

C. *Rythme à 4 temps.* — Inspiration normale; inspiration supplémentaire et forcée. — Expiration normale; expiration complémentaire et forcée.

Exercice VII. — Mains à plat sur la paroi latérale du thorax.

Ces exercices se feront suivant le rythme à deux temps, en ayant soin d'aller au fond de l'inspiration et de l'expiration.

Prendre une montre à secondes.

A. Pendant une demi-minute, respirer de telle façon que deux mouvements respiratoires complets (inspiration et expiration) soient exécutés en cinq secondes, soit douze respirations.

B. Pendant une minute, respirer de telle façon qu'un mouvement respiratoire complet soit exécuté en cinq secondes, soit douze respirations.

C. Pendant trois minutes, respirer de telle façon qu'un mouvement respiratoire soit exécuté en dix secondes (cinq secondes pour l'inspiration, cinq pour l'expiration), soit douze respirations.

D. Refaire, pour terminer, l'exercice A.

Exercice VIII. — Mains à plat sur les parois latérales du thorax.

Utiliser le métronome du *ductophone.*

Placer le cavalier du balancier successivement sur les divisions 50, 60, 80, 100, 120, 160, 200. Sur chacune de ces divisions, respirer pendant une minute, en scandant l'inspiration et l'expiration, suivant le rythme donné par le métronome, et en ayant bien soin d'aller jusqu'au fond du mouvement respiratoire.

B. Ordonnance pour la respiration.

Ces exercices seront exécutés, matin et soir, au lever et au coucher.

1er jour.

EXERCICE I. — 20 respirations assis, 20 debout, 20 couché.

2e jour.

EXERCICE I. — 20 respirations debout, assis, couché.
— II. — 10   —   couché.

3e jour.

EXERCICE I. — 20 respirations assis, debout, couché.
—   II. — 10   —   couché.
      III. — 10   —   assis, debout, couché.

4e jour.

EXERCICE I. — 20 respirations assis, debout, couché.
—   III. — 10   —   —   —   —
—   IV. — 10   —   —   —   —
—   II. — 10   —   couché.

5e jour.

EXERCICE II. — 5 respirations couché.
—   V. — 10   —   assis.
—   III. — 10   —   debout, assis, couché.
—   IV. — 20   —   —   —   —

6e jour.

EXERCICE II. — 5 respirations couché.
—   V. — 5   —   assis.
—   III. — 10   —   debout, assis, couché.
—   IV. — 20   —   —   —   —
—   VI. — 5 r. A;-10 r. B;-10 r. C;- assis ou debout.

7e jour.

Comme le 6e jour.
En plus : Ex. VII. — A, B, C, D.

8e jour.

EXERCICE II. — 5 respirations couché.
— V. — 5 — assis.
— III. — 10 — assis, debout, couché.
— IV. — 10 — — — —
— VI. — 10 B ; — 10 C ; — debout.
— VIII. — Assis le matin, debout le soir.

Cette ordonnance du 8e jour sera l'ordonnance définitive, que le malade exécutera, matin et soir, jusqu'à la guérison.

Remarque. — En cas de fatigue, réduire de moitié le nombre des respirations pour chaque exercice.

II. ÉDUCATION DE LA PHONATION. — Nous 'avons précédemment dit que le bégaiement tendait à s'amender lentement, mais spontanément avec l'âge, par l'effet de l'amélioration et de la tonification naturelle de l'état général et du système nerveux.

Une autre cause de la rétrocession spontanée de l'affection est la recoordination naturelle des organes de la phonation, grâce à une éducation lente et inconsciente de l'oreille.

Aussi, imitant en cela le processus thérapeutique spontané, après avoir développé la soufflerie, nous entraînerons le sujet à s'en servir, à produire des vibrations laryngées puissantes et prolongées, et à les contrôler avec l'appareil auditif.

Ainsi rapidement le sujet recoordonnera les différents muscles qui entrent en fonction dans l'acte phonatoire : muscles expirateurs, muscles laryngés.

Les vibrations laryngées sont l'élément primordial du langage ; ce sont elles que le jeune enfant cherche tout d'abord à imiter, pour les mouler beaucoup plus tard entre les organes de l'articulation ; c'est l'impossibilité de ce contrôle auditif qui entraîne la mutité.

Le bègue ne bégaie pas en chantant (signe pathognomonique de Chervin). À mon avis, au contraire de l'opinion classique, ce phénomène n'est pas la conséquence du rythme obligatoire et de la lenteur forcée du débit, mais résulte de la nécessité de contrôler par l'ouïe les vibrations laryngées, qui sont, par suite, plus longuement, plus fortement, plus nettement produites; c'est la recherche de la coordination entre ces deux fonctions, phonation et audition, qui doit être à mon avis la base de tout traitement du bégaiement; c'est pourquoi je considère comme on ne peut plus utile de faire apprendre le chant aux bègues.

Le bègue doit apprendre à chanter :

a) Pour améliorer son état général : le chant développe la respiration.

b). Pour affiner, éduquer son audition et améliorer par cela même la coordination des mouvements phonateurs et articulateurs.

A. Exercices de phonation.

Exercice I. — Se boucher les oreilles afin de mieux entendre ses propres vibrations laryngées.
Prendre une bonne inspiration buccale.
Expiration sonore prolongée et chronométrée (montre à secondes) de 30 à 60″, successivement sur chacune des voyelles:

A E É I O U EU OU AN ON UN

Faire deux fois de suite cet exercice.

Exercice II. — Même exercice que pour les voyelles.
Se boucher les oreilles.
Large inspiration buccale.
Expiration sonore prolongée et chronométrée (montre à secondes) sur les consonnes :

Je Le Me Ne Re Ve Ze

Émettre deux fois la série de ces consonnes.
Remarque. — L'expiration sonore (vibrations laryngées)

doit porter sur la consonne et non sur la voyelle E, qui n'a pas à être prononcée.

EXERCICE III. — Mettre la ceinture respiratoire.

Placer le cavalier du métronome sur la division 50.

Émettre, en déprimant les touches et en suivant le tic tac du métronome, la série des syllabes du tableau ci-après :

1º Pour chaque ligne de gauche à droite et inversement;

2º Ensuite, pour chaque colonne de haut en bas et inversement.

Cet exercice sera exécuté avec la vitesse 50 ou 60 du métronome.

Tableau des syllabes.

BA	BE	BÉ	BI	BO	BU	BEU	BOU	BAN	BON	BUN
DA	DE	DÉ	DI	DO	DU	DEU	DOU	DAN	DON	DUN
FA	FE	FÉ	FI	FO	FU	FEU	FOU	FAN	FON	FUN
GA	GE	GÉ	GI	GO	GU	GEU	GOU	GAN	GON	GUN
JA	JE	JÉ	JI	JO	JU	JEU	JOU	JAN	JON	JUN
KA	KE	KÉ	KI	KO	KU	KEU	KOU	KAN	KON	KUN
LA	LE	LÉ	LI	LO	LU	LEU	LOU	LAN	LON	LUN
MA	ME	MÉ	MI	MO	MU	MEU	MOU	MAN	MON	MUN
NA	NE	NÉ	NI	NO	NU	NEU	NOU	NAN	NON	NUN
PA	PE	PÉ	PI	PO	PU	PEU	POU	PAN	PON	PUN
RA	RE	RÉ	RI	RO	RU	REU	ROU	RAN	RON	RUN
SA	SE	SÉ	SI	SO	SU	SEU	SOU	SAN	SON	SUN
TA	TE	TÉ	TI	TO	TU	TEU	TOU	TAN	TON	TUN
VA	VE	VÉ	VI	VO	VU	VEU	VOU	VAN	VON	VUN
ZA	ZE	ZÉ	ZI	ZO	ZU	ZEU	ZOU	ZAN	ZON	ZUN
CHA	CHE	CHÉ	CHI	CHO	CHU	CHEU	CHOU	CHAN	CHON	CHUN

Remarque. — Pendant tout l'exercice, le larynx ne doit pas cesser de vibrer, sauf, bien entendu, sur les consonnes explosives. Ces consonnes sont :

BE, PE, DE, TE, GUE, KE.

Sur celles-ci, il est recommandé de passer rapidement, sans appuyer, et d'émettre plus longuement les vibrations laryngées sur la voyelle qui les accompagne.

EXERCICE IV. — Lire une ou plusieurs pages de texte bien imprimé en gros caractères à la vitesse 50.

Cet exercice sera, bien entendu, exécuté en utilisant les touches, la ceinture et le métronome.

R. Foy.

5

Exercice V. — Récitation, avec le *ductophone*, suivant prescriptions, à la vitesse 50.

Exercice VI. — Conversation, avec le *ductophone*, à la vitesse 50 ou 60.

B. Ordonnance pour la phonation.

Ces exercices seront exécutés matin et soir et précédés des exercices de respiration.

Le malade devra y consacrer une demi-heure à trois quarts d'heure à chaque séance.

1er jour. — Exercice I.

2e jour. — Exercices I et II.

3e et 4e jours. — Id.

5e, 6e, 7e jours. — Exercices I, II, III. L'exercice III sera exécuté pendant environ une demi-heure.

8e jour. — Exercices I, II, IV (ce dernier pendant une demi-heure).

Ces exercices du 8e jour seront exécutés jusqu'à guérison.

Au bout du premier mois, on pourra augmenter la vitesse du métronome : 50, 60, 80 ou 100 maximum.

Enfin on pourra aborder progressivement les exercices V (récitation) et VI (conversation).

LE DUCTOPHONE

On a vu dans cette description des exercices de phonation qu'il était pour certains d'entre eux indiqué de faire usage du ductophone.

Je vais maintenant présenter cet appareil.

1° Description de l'appareil. — L'appareil[1] se compose d'une caisse supportant ou renfermant les différentes pièces.

[1]. Luer, constructeur, Paris (boulevard Saint-Germain, 104).

A. *Sur la caisse.* 1º Un métronome dont les battements seront, suivant les exercices, réglés par le curseur du balancier, aux vitesses : 50, 60, 100, 120, 200 battements à la minute.

2º De chaque côté du métronome, deux touches à ressorts

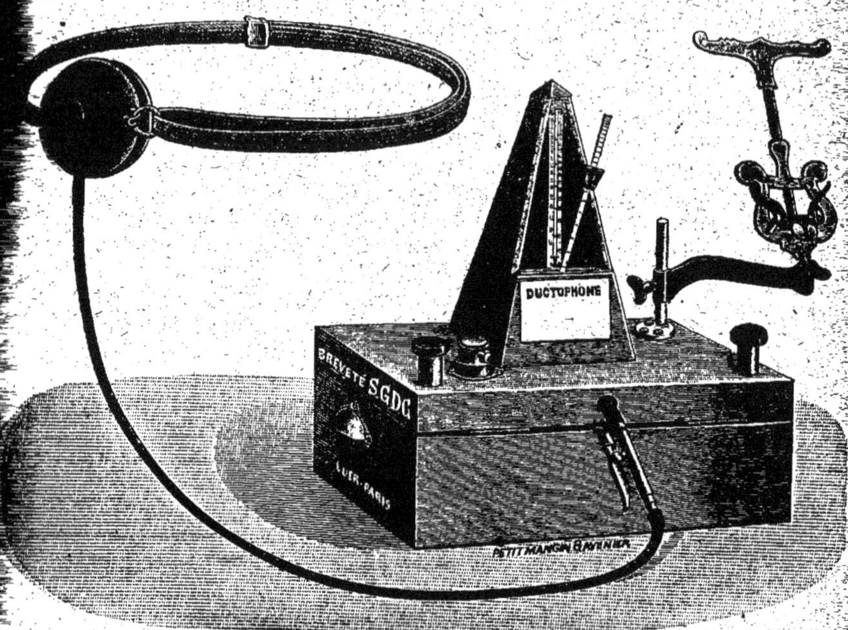

de tension réglables que le malade, tout en émettant les voyelles, consonnes ou syllabes, déprime progressivement et à fond, successivement avec les deux index, les médius, les annulaires, les auriculaires.

3º Un interrupteur de courant commandant une sonnerie électrique.

4º Un pupitre mobile dans tous les sens, pour supporter les feuilles d'exercices.

5º Une ceinture respiratoire composée d'une pelote d'air en caoutchouc à demi emboîtée dans une coquille rigide, se fixant sur la poitrine par un ruban, au niveau d'un plan horizontal passant par l'appendice xiphoïde; cette ceinture respiratoire enregistre les variations de pression, conséquences de l'ampliation ou de la rétraction thoraciques.

6° Cette ceinture se trouve reliée aux organes internes de l'appareil par un tube de caoutchouc muni d'une soupape permettant de régler la pression de l'air dans la pelote.

B. *Dans la boîte.* 1° Deux piles sèches, dont une de rechange.

2° Une sonnerie actionnée par ces piles.

3° Un coffret renfermant un interrupteur de courant à air, spécialement établi et actionné par la ceinture respiratoire, dont il enregistre les variations de pression : à l'inspiration, le courant se trouve coupé pour être rétabli à la fin de l'expiration; à ce moment retentit la sonnerie qui indique au malade la vacuité de sa poitrine et la nécessité de reprendre une nouvelle inspiration.

2° FONCTIONNEMENT DE L'APPAREIL. — L'appareil fonctionne de la façon suivante :

1° S'asseoir face à l'appareil.

2° Ouvrir et remonter le métronome.

3° Ajuster le conduit de caoutchouc à la soupape.

4° Expirer à fond et, à ce moment seulement, poser la pelote d'air au niveau de l'appendice xiphoïde (sommet du creux de l'estomac), puis fixer la ceinture au crochet de la coquille. La ceinture doit être suffisamment serrée pour empêcher la pelote de glisser, sans toutefois comprimer exagérément le thorax.

5° Ouvrir l'interrupteur de courant placé sur la boîte.

6° Mettre le curseur du métronome à la division indiquée sur la feuille d'exercices.

7° Les deux touches seront manœuvrées avec douceur, les doigts les accompagneront jusqu'au fond de leur course, en évitant de les marteler; les ressorts en seront réglés suivant l'âge et la force du sujet.

3° RÉGLAGE DE L'APPAREIL. — Avant de commencer les exercices, régler le fonctionnement de la ceinture respiratoire, de telle sorte que la sonnerie ne se fasse entendre qu'à la fin de l'expiration.

Ouvrir toujours la soupape quelques secondes avant d'appliquer la ceinture.

Deux cas peuvent se produire :

1° La sonnerie ne fonctionne pas à la fin de l'expiration : ouvrir et fermer rapidement la soupape.

2° La sonnerie fonctionne trop tôt, bien avant que l'expiration soit achevée : décrocher la ceinture et ouvrir dix secondes environ la soupape; si cette manœuvre ne suffit pas, resserrer légèrement la ceinture.

Au cas où la sonnerie ne fonctionnerait pas, ou fonctionnerait mal, vérifier :

a) Si les bornes ne sont pas desserrées;

b) Si les piles ne sont pas usées;

c) Si les contacts se font bien dans l'interrupteur à air;

d) Si le trembleur de la sonnerie est bien réglé.

Remarque. — Supprimer le courant avec l'interrupteur placé sur la boîte, afin de ménager l'usure des piles, en dehors des exercices ou quand on les interrompt momentanément.

4° PRINCIPE DE L'APPAREIL. — Cet appareil est essentiellement basé sur l'éducation automatique de la parole; il tend à se substituer aux méthodes actuelles, qui font appel à des efforts exagérés de raisonnement, d'attention et de volonté de la part du malade.

Il peut être utilisé, non seulement pour le traitement du *bégaiement*, mais aussi du *bredouillement*.

Les parties essentielles de l'appareil sont :

a) *Le métronome*[1]. — Il sert à ralentir, à entraîner à des vitesses plus ou moins lentes ou rapides le débit du bègue.

Il ne faut pas croire que son emploi donne au langage parlé une allure saccadée : tout en scandant les syllabes suivant la mesure donnée, le sujet doit traîner les voyelles et les consonnes comportant une émission laryngée, ce qui lie entre eux tous les éléments du langage.

b) *Les touches*. — Leur emploi est basé sur les expériences physiologiques de Manouvrier et principalement de Charles Féré : ces auteurs ont fait connaître les phénomènes d'irradiation, de rayonnement qui se produisent entre centres cérébraux voisins; par exemple, ils ont montré que, chez l'orateur, les mouvements des bras facilitent, par rayonnement de l'excitation, le fonctionnement du centre voisin, celui du langage articulé (centre de Broca); aussi est-il très

____

1. Préconisé par Colombat, Klencke, Serre d'Alais, Chervin aîné.

difficile de parler, de faire un discours, les bras attachés au corps.

Féré [1] nous fait assister à quelques expériences des plus intéressantes, qui viennent confirmer ce fait : il nous montre que, par un phénomène inverse du précédent, parler ou crier augmente la force dynamométrique de la main droite chez le droitier, de la gauche chez le gaucher.

Féré a fait encore l'expérience suivante : chez un individu en hypnose, artificiellement transformé par suggestion en aphasique moteur, la mobilisation du bras droit rendait possible la parole pendant le sommeil, celle-ci cessant dès que cessait le mouvement du bras.

Partant de ces idées, l'auteur a pensé qu'en utilisant le travail des membres supérieurs [2], et principalement des doigts, dont les centres moteurs cérébraux sont si voisins des centres de la phonation, de l'articulation, voire même de la respiration, il serait possible, par rayonnement de l'excitation produite, de faciliter la phonation et l'articulation, tout en substituant aux efforts attentionnels, volontaires et psychiques des méthodes actuelles un automatisme physiologique.

c) *La ceinture respiratoire.* — Les auteurs classiques font jouer un rôle plus ou moins prépondérant aux troubles de la respiration dans la cause première du bégaiement. Mais à peu près tous sont d'accord pour reconnaître la réalité de ces troubles.

D'une façon générale, le bègue est un maladroit de la respiration : il est gauche de sa respiration comme de sa parole.

Il est nécessaire de le guider, de lui indiquer quand il doit prendre l'air nécessaire à l'émission sonore, comment il doit empêcher cet air de fuir inutilement ; il faut lui apprendre, en un mot, à ménager son souffle et à ne le dépenser qu'au fur et à mesure de l'émission sonore laryngée. Par efforts volontaires et attentionnels, par une analyse constante des mouvements de ses organes phonateurs, articulateurs et respirateurs, il peut arriver évidemment à corriger ses fautes, mais au prix de quel surmenage et, souvent, de quels dangers !

1. *Sensations et Mouvements* (Alcan, éditeur).
2. Voir *Revue générale des procédés thérapeutiques*, BLUME et KLENCKE, SERRE D'ALAIS.

Grâce à cette ceinture respiratoire :

a) Le malade se trouve averti par une sonnerie de la vacuité de sa poitrine, sonnerie qui fonctionne jusqu'à ce que l'inspiration automatiquement ordonnée soit exécutée;

b) Il est obligé réflectivement, pour ainsi dire, de maintenir sa poitrine dilatée pendant ces exercices de phonation, au lieu de la laisser s'affaisser par une expiration trop hâtive, qui ferait fonctionner la sonnerie d'une façon presque continue.

Aussi, cette ceinture supprime-t-elle, pour le bègue, tout effort physique ou psychique, pour lutter contre la principale cause du bégaiement : l'incoordination respiratoire.

Forcer automatiquement les bègues et les bredouilleurs à parler lentement, à bien articuler, à respirer en temps voulu, à ménager leur souffle, tel est, en un mot, le but de cet appareil.

Par son emploi régulier, sans fatigue, sans efforts, presque agréablement, en quelques mois ces malades verront leur infirmité s'atténuer et disparaître.

Ils prendront l'habitude inconsciente d'une élocution lente et nette. Leur éréthisme nerveux, la surexcitation de leurs centres phonateurs, articulateurs et respirateurs seront infailliblement calmés; en effet, après une demi-heure d'exercices de lectures avec le *ductophone*, à la vitesse ralentie et monotone du métronome, ces malades, sans avoir à faire le moindre effort attentionnel, voient, pendant l'heure qui suit cet exercice, leur débit infailliblement ralenti et leur articulation devenir beaucoup plus nette.

La répétition fréquente de ces accalmies engendre la guérison.

Grâce à cet appareil, seuls les bègues ou les bredouilleurs très gravement atteints sont redevables du traitement au cabinet du spécialiste; la plupart peuvent se traiter chez eux, à l'aide de l'appareil complété par la méthode qui lui est jointe.

Toutefois, il est à recommander aux bègues ou bredouilleurs se traitant ainsi chez eux de se placer sous la surveillance d'un spécialiste laryngologiste ou de leur médecin, pour la direction et la bonne exécution des exercices respiratoires et phonatoires.

III. Le phonographe. — Grâce à cet appareil, le *duc-tophone*, le bègue légèrement atteint (émotivité physique), peut, avec l'aide d'une personne de son entourage de bonne volonté, se charger de la direction du traitement, se guérir chez lui de son infirmité en quelques mois.

Toutefois si ce bègue tient à se traiter au cabinet du spécialiste, il trouvera un adjuvant précieux de la cure dans les exercices de lecture et de conversation phonographiques; j'ajouterai que ces exercices deviennent indispensables chez les bègues psychiquement et partant plus gravement atteints.

1º Principe de la méthode. — Sur le phonographe le bègue est entraîné à émettre en voix lente et grave des syllabes, il devient pour lui absolument indispensable d'articuler nettement, s'il veut jouir du plaisir d'entendre sa parole immédiatement reproduite par la seule manœuvre d'un levier; très rapidement il acquerra la netteté nécessaire à une bonne reproduction. On passe alors aux exercices de lecture et de conversation.

Ces exercices seront pour lui un excellent entraînement à la parole en public. Devant le pavillon de l'appareil, il éprouve la même anxiété et la même angoisse que devant un auditoire dont il se sent écouté et critiqué; le bègue sait que ses paroles enregistrées vont être répétées; le cylindre tourne; il se sent dans la nécessité de ne pas interrompre le cours de sa lecture ou de sa conversation; il doit à tout prix émettre les sons que lui dicte sa parole intérieure.

Au début, ces exercices de conversation sont des plus difficultueux, mais peu à peu le malade s'aguerrit et sa conversation sur le phonographe s'améliore, comme s'améliore concurremment sa parole dans la vie privée.

2º Description de l'appareil. — L'appareil est un phonographe Edison, du type commercial, construit pour l'enregistrement exclusif de la parole, et utilisé pour la dictée du courrier, travaux, etc.

La particularité de cet appareil, outre celle d'une grande sensibilité et d'une reproduction des plus parfaites, est de permettre de passer par la simple manœuvre d'un levier de l'enregistrement à la reproduction. Les rouleaux enregistreurs enregistrent environ quatre à cinq pages de texte.

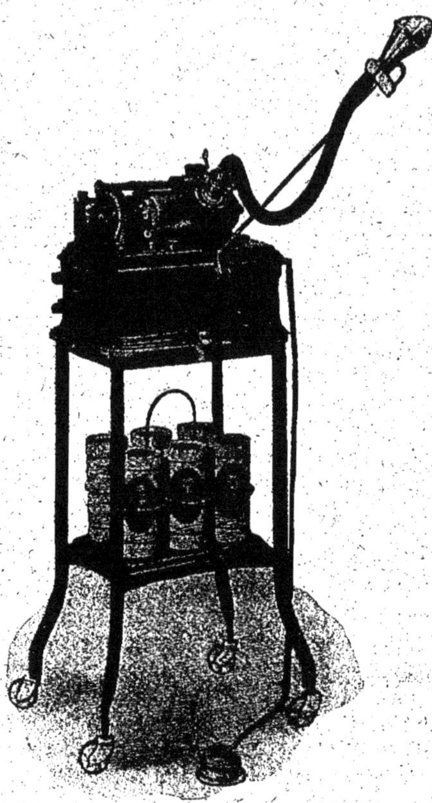

Phonographe Edison.

Grâce à une raboteuse, chaque rouleau peut être raboté environ cent fois, ce qui représente à peu près cinq cents pages de texte à enregistrer. Cet appareil comprend deux types : un appareil à ressort, un autre électrique, se branchant sur le courant de la ville.

Une pédale permet d'arrêter à volonté et de reprendre instantanément la reproduction ou l'enregistrement.

Un levier permet de revenir en arrière pour trouver les mots ou phrases précédemment dictés.

Comme accessoires : un pavillon pour dicter pouvant à l'occasion servir à la reproduction. Deux écouteurs se plaçant sur les oreilles, dont l'un pour le malade, l'autre pour le médecin.

La vitesse du cylindre doit être, pour l'enregistrement, réglée à environ 90 à 100 tours à la minute.

Pendant la reproduction on peut, par une vis spéciale, faire varier la vitesse du cylindre suivant que l'on veut obtenir un débit plus rapide ou plus lent et partant plus aigu ou plus grave.

3° MODE D'EMPLOI DANS LE TRAITEMENT DU BÉGAIEMENT. — Le malade est assis, la bouche à 1 ou 2 centimètres du pavillon enregistreur.

Le bègue sera entraîné à syllaber et à lire lentement en voix grave; au début, sa mauvaise articulation, son débit trop rapide, son timbre trop aigu, sa voix trop faible, ne permettront qu'une reproduction imparfaite, incompréhensible; mais rapidement il se corrigera lui-même, grâce à son propre contrôle auditif, et parviendra à réentendre très clairement les syllabes émises, le texte lu, parce qu'il s'habituera sans efforts à parler plus fort, à mieux articuler, à parler plus gravement et plus lentement.

Ce premier résultat acquis, le malade est entraîné à dicter sur l'appareil quatre à cinq pages de texte, de quoi couvrir environ un rouleau.

La dictée achevée, il en reprendra la lecture en suivant cette fois la dictée de l'appareil, dont on aura eu soin de ralentir la reproduction; le sujet sera par suite obligé de relire, beaucoup plus lentement, en voix plus grave, ce qu'il a dicté quelques minutes auparavant, généralement trop rapidement et sur un timbre trop élevé : c'est là, pourrait-on dire, un procédé *d'induction auditivo-motrice*.

L'ensemble de cet exercice dure environ vingt minutes.

Ce qui est bien remarquable, c'est son influence calmante, sédative sur les organes de la parole.

Le malade sort de cette scène absolument calmé, sans fatigue, sans surmenage; il conserve dans ses centres verbomoteurs et verbo-auditifs une impression de débit lent, grave et monotone, qu'il imite instinctivement et réflectivement.

La persistance de cette impression se prolonge de plus en plus au cours du traitement.

Ainsi que pour le *ductophone*, la répétition fréquente de ces accalmies, de ces effets sédatifs, entraîne la guérison.

Résumé général

I. *Introduction*. — L'auteur, tout en rendant hommage
à la méthode Chervin, expose les raisons qui l'ont fait
chercher à perfectionner les méthodes actuelles.

II. *Généralités*. — Rapide étude étiologique et sympto-
matologique du bégaiement.

III. *Revue générale*. — Des théories émises sur le mécanisme et la nature de cette affection : maladie mentale,
lésion centrale, lésion anatomique périphérique, chorée, tic,
crampe fonctionnelle, spasme, myoclonie, maladie de la
respiration, névrose psycho-motrice, maladie de l'émotivité, phobie.

IV. *Revue générale*. — Des traitements proposés contre
cette affection : médicaux, chirurgicaux, instrumentaux,
moteurs, rééducation respiratoire, rééducation psycho-
motrice, traitement psychique.

La *Bibliographie* comprend les noms d'une centaine
d'auteurs.

V. *Étude psychologique du bégaiement*. — Développement du langage et formation des troubles de la parole chez
l'enfant.

Le bégaiement est une localisation et une exagération
de l'émotivité physique naturelle de l'enfant, se compliquant le plus souvent, vers l'âge de douze ou quinze ans,
d'émotivité psychique intellectuelle.

Étude de l'émotivité physique et psychique avec ses
trois formes : timidité, obsession, phobie.

Rapports de l'émotivité avec le bégaiement.

Comparaison du bégaiement avec le vertige (peur du vide) et l'éreuthose (peur de la rougeur), deux maladies de l'émotivité.

Le bégaiement est un vertige de l'appareil phonateur (muscles laryngés et expirateurs), dont les mouvements compensateurs incoordonnés, pour rétablir le débit, sont représentés par les contractions toniques ou cloniques des organes de l'articulation, secondaires au point de vue pathogénique et thérapeutique.

VI. *Considérations générales thérapeutiques.* — Le bégaiement peut et doit être traité, dès son début, sous condition de faire appel à des procédés thérapeutiques éduquant automatiquement les organes phonateurs, respirateurs et articulateurs, sans exiger des efforts continus, attentionnels et volontaires surmenant et déprimant le système nerveux du malade. Si le bègue ne bégaie, en effet, que lorsqu'il pense à son mal, lorsqu'il cherche à l'éviter, c'est que le bégaiement n'est pas une maladie par insuffisance de l'attention et de la volonté, mais par localisation exagérée ou maladive de ces facultés.

VII. *Méthode de l'auteur.* — Elle comprend l'exécution de quelques exercices respiratoires d'ampliation de rythme, de vitesse, d'exercices de phonation, c'est-à-dire d'émission laryngée, nette, grave et prolongée sur toutes les voyelles, consonnes ou syllabes; des exercices de lecture, de narration et de conversation.

Ces exercices sont pratiqués avec le DUCTOPHONE de l'auteur, appareil composé d'un *métronome* réglant la vitesse du débit, de *touches* à ressorts de tension variable, obligeant les doigts à se mobiliser synchroniquement avec l'émission des syllabes, d'où action stimulante par rayonnement des centres moteurs des membres supérieurs sur les centres voisins de la parole articulée (Ch. Féré). Enfin d'une *cein-*

ture respiratoire à air indiquant au bègue, par une sonnerie, le moment où, sa poitrine étant vide, il doit inspirer.

Ces exercices ont une action sédative des plus remarquables sur les centres de la parole ; la répétition fréquente de ces séances d'accalmie engendre la guérison, qui peut s'obtenir dans de nombreux cas sans déplacement du malade.

Le traitement est applicable également au bredouillement.

Pour le bègue, *voulant se traiter au cabinet du spécialiste,* ou gravement atteint, la méthode se complète par des exercices sur un phonographe perfectionné, l'entraînant par induction auditivo-motrice à se contrôler et à se corriger lui-même, à acquérir et à conserver l'impression auditive du timbre grave, du rythme lent par des exercices de lecture, de narration et de conversation.

En ces cas, dix jours suffisent au malade à raison d'une séance matin et soir ; rentré chez lui, il continuera deux fois par jour ses exercices au DUCTOPHONE.

Guérison lente, progressive, mais sûre et définitive.

BIBLIOGRAPHIE

ARNOTT. — Elements of physic or natural philosophy (1830).

BALLET (GILBERT). — Le langage intérieur et les formes de l'aphasie (1886).

BATTES. — Comptes rendus de l'Exposition universelle (New-York, 1867).

BECQUEREL. — Traité du bégaiement (Paris, 1847).

BIAGGI. — Le bégaiement fruste (*Archiv. ital. di otol.*, 1900, t. IX).

BONNET. — Étude critique sur la parenté morbide du bégaiement avec les tics et les crampes fonctionnelles (Bordeaux, 1906).

BONNIER. — La voix (Alcan, 1907).

BOSVIEL. — Bégaiement guéri opératoirement (*Soc. parisienne de Laryngol.*, 1907).

BOUDIN. — Troubles de la parole (1906).

BRAID. — Bégaiement guéri par ablation de la luette (*Lancet*, 1840, II).

BRISSAUD. — Les tics.

BROSTER (de Chester). — *British med. Journ.*, janvier 1888.

CHABERT et LABERNADIE. — Orthophonie et rééducation respiratoire (*Bull. d'oto-rhino-laryngol.*, 1912).

CHAUMAT. — Phobie et obsession de la rougeur (Thèse Bordeaux, 1911).

CHERVIN AINÉ. — Du bégaiement (1867). Consulter *Grande Encyclopédie Larousse*, article *Bégaiement*.

CHERVIN JEUNE. — Le bégaiement et autres maladies de la parole (1901).

COEN (RENÉ). — Les troubles de la parole (Vienne, 1875).

— Le bégaiement (*Rev. internat. de laryngol.*, Paris, 1897, p. 46).

— Traitement du bégaiement (*La Parole*, 1900, p. 381).

COLOMBAT. — Traité des vices de la parole (1829).

— Traité du bégaiement (1834).

— Traité d'orthophonie (1840).

MACCORMACK. — A treatise on the cause and cure of hesitation of speach or stammering (London, 1828).

DECROLY. — Rapports du bégaiement avec les crampes fonctionnelles (*Soc. belge de Neurol.*, mai 1906).

DEREVOGE (THOMAS). — Bégaiement et son traitement (Thèse Bordeaux, 1898).

DIEFFENBACH. — Communication à l'Institut de France (Berlin, 1841).

Drouot. — Troubles de la parole chez les enfants (*Arch. internat. de laryngol.*, 1909).

Druène. — Le bégaiement hystérique (Thèse Paris, 1894).

Dupuis et Legrand. — Le bégaiement (*Bull. d'oto-rhino-laryngol.*, mai 1913).

Du Soit. — Le bégaiement (*Gaz. méd. de Paris*, 1840).

Féré (Ch). — Sensations et mouvements (Alcan, 1890).

— Notes sur l'influence de l'exercice musculaire sur l'énergie, la rapidité et l'habileté des mouvements volontaires de la langue chez un bègue (*Soc. de Biol.*, 1890).

Ferrand. — Langage, parole et aphasie (Paneff, 1894).

Folet. — Physiologie et pathologie du bégaiement (Liège, 1873).

Gellé (G.). — De la rapidité des mouvements d'articulation comme cause des déformations de la prononciation (*Soc. de Biol.*, 1904).

Godard. — Du bégaiement et de son traitement physiologique (Thèse Paris, 1877).

Gosset. — Le bégaiement (*Soc. de Psychothérapie*, déc. 1911).

Gradenigo, Bioggi, Stefanini. — Applications de la phonétique expérimentale à la clinique (*Congrès Italien de Laryngologie* Venise, 1913, et *Archiv. internat. de laryngologie*, 1913-1914).

Grossard. — Bégaiement et végétations (*Archiv. internat. de laryngol.*, 1904).

Guillain. — Le bégaiement hystérique (*Rev. de méd.*, 1901, XXI, p. 897-908).

Guillaume. — Article *Bégaiement* (*Dictionn. encyclopédique des sciences méd.*).

Gutzmann. — Le bégaiement (Francfort, 1898).

— L'aphonie et les troubles phonatoires spasmodiques (*Archiv. internat. de laryngol.*, 1905, n° 21).

Guy de Chauliac. — Traité de la grande chirurgie (1863). (Édition du Dr Nicaise, 1890).

Herlin. — Éléments d'orthophonie (Bruxelles, 1910).

Itard. — Le bégaiement (*Journ. universel de méd.*, Paris, 1817).

Janet (Pierre). — Les névroses (Flammarion, 1909).

— L'automatisme psychologique (Alcan, 1903).

Jacques. — Du rôle du larynx dans la parole et mécanisme rationnel de la respiration (*Archiv. internat. de laryngol.*, 1912, n° 2).

Jacquet. — *Bulletin de la Société médicale des Hôpitaux*, 1898.

Jonnesco (Bucarest). — Communication à l'Académie de Médecine de Paris (24 oct. 1899).

Klencke. — Les troubles de la parole et de la voix (Cassel, 1844).

Knopf. — Asthme et bégaiement (*Münch. med. Wochens.*, 1908).

Kussmaul. — Les troubles de la parole (1844).

Langwell. — Traitement du bégaiement (*British med. Journ.*, 20 juill. 1901).

Lannois. — Les maladies du larynx (*Pratique neurologique* de Pierre Marie, 1901).

Lee. — On stammering and squinting (London, 1841).

Léri. — Les tics (*Pratique neurologique* de Pierre Marie, 1911).

Letulle. — *Gazette médicale de Paris* (1883).

Lévy (P.-E.). — Inutilité de l'isolement dans la cure des névroses (*Journ. des Praticiens*, 1904).

Liebmann. — Les enfants bègues (Berlin, 1903).

— Leçons sur les troubles de la parole (Berlin, 1898-1906).

Makuen. — Bégaiement et son traitement (*La Parole*, 1900; *Thérap. Gaz.*, 1897; *Rev. internat. de laryngol.*, 1898, t. II).

Malebouche. — Précis sur les causes du bégaiement et sur les moyens de le guérir (1841).

Matheson. — *British med. Journ.*, 1er sept. 1888.

Meige (Henry). — Correction des troubles de la parole (*Congrès des Aliénistes de France*, 1911-1912).

— Article *Bégaiement* (*Pratique médico-chirurgicale*).

Meyer (de). — Les organes de la parole (Alcan, 1885).

Merkel (Allemagne). — Stammeln und Stottern (1844).

— Anatomie et physiologie des organes de la parole (Leipzig, 1863).

Mosso. — La peur (Alcan, 1908).

Moutard-Martin. — Rapport à l'Académie de Médecine sur la méthode Chervin (1874).

Netcacheff. — Le bégaiement (Moscou, 1910).

Olivier (Paul). — Le bégaiement dans la littérature médicale (*La Parole*, 1899).

Pauchon. — *Marseille médical*, 1874.

Pons-Simons. — Le bégaiement (Thèse Montpellier, 1884).

Rabiner. — Mutisme et bégaiement chez les hystériques (Thèse de Paris, 1896).

Renon. — Histoire d'une cure de bégaiement (*Journ. des Praticiens*, 1909).

Ribot. — Psychologie de l'attention (Alcan, 1908).

— Les maladies de la volonté (Alcan, 1908).

Robert's. — Le langage et ses troubles (*Saint-Louis med. Review*, 20 juill. 1901).

Rosenthal. — Beitrag zur Theorie und Heilung des Stotterübels (*Münch. med. Wochens.*, 1831).

Rosenthal (Georges). — Maladies respiratoires (*Manuel de kinésithérapie*, p. 295).

Rouma. — La parole et les troubles de la parole (1907).

Rousselot (Abbé). — *Phonétique expérimentale* (Welter, édit., 108).

Rullier. — *Dictionnaire de médecine* (article *Bégaiement*).

Sabrazès. — *Journal de médecine de Bordeaux*, décembre 1889.

Saint-Paul. — Essais sur le langage intérieur (Paris, 1892).

Savy. — Le bégaiement hystérique (*Province méd.*, 1908, nᵒ 45).

Scheppegrel. — Stuttering, stammering and other speech (1898).

Schmauz. — *Ueber Stammeln und Stottern*, tome I, cahier 4.

SCHULTEN. — Das Stammeln und Stottern (Zurich, 1830).

SERRE D'ALAIS. — Mémoire sur le bégaiement (*Journ. des difformités*, 1829, n° 2).

SMYCKERS. — Le bégaiement et les autres défauts de la parole (Liège, 1900).

STEFANINI. — 1913 (voir GRADENIGO).

TILLOY. — Les troubles du langage (*Journ. de médecine*).

VIOLETTE. — Étude sur la parole et ses défauts et en particulier du bégaiement (1862).

ZWAARDEMAKER. — La phonétique expérimentale au point de vue médical (*Archiv. de Chauveau*, 1909, p. 855).

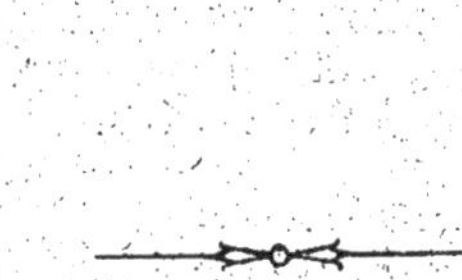

Bordeaux. — Imp. GOUNOUILHOU, rue Guiraude, 9-11.

www.ingramcontent.com/pod-product-compliance
Ingram Content Group UK Ltd.
Pitfield, Milton Keynes, MK11 3LW, UK
UKHW022115070726
13613UKWH00003B/1088